OBSERVATIONS

SUR

LES FOSSES D'AISANCE.

AVERTISSEMENT.

Le Gouvernement frappé de la multiplicité des accidens occaſionnés par la vuidange des foſſes d'aiſance, & convaincu de la néceſſité d'y remédier, a nommé Commiſſaires à cet effet, MM. Laborie, Cadet le jeune, & Parmentier, Membres du Collége de Pharmacie.

Ces Chymiſtes ſont parvenus, non-ſeulement à prévenir tous les dangers auxquels ſont expoſés les hommes qui ſe dévouent à cette profeſſion ſi pénible; mais encore à détruire la vapeur méphitique qui s'élève des foſſes d'aiſance pendant leur vuidange, & à la convertir en une vapeur capable même de purifier l'atmoſphère.

L'importance de ce travail a déterminé le Gouvernement à en ordonner l'impreſſion & la diſtribution.

OBSERVATIONS
SUR
LES FOSSES D'AISANCE,

& moyens de prévenir les inconvéniens de leur vuidange.

Par MM. LABORIE, CADET *le jeune*, *&* PARMENTIER, *Membres du Collége de Pharmacie, &c. &c. &c.*

Imprimé par ordre & aux frais du Gouvernement.

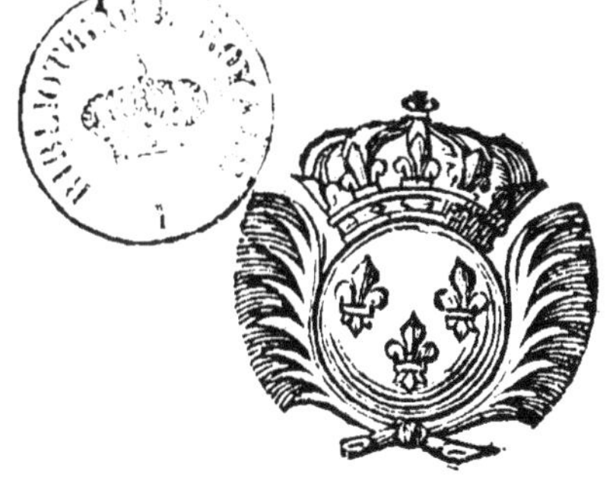

A PARIS,

DE L'IMPRIMERIE DE PH.-D. PIERRES, Imprimeur du Collège Royal de France, rue Saint-Jacques.

M. DCC. LXXVIII.

OBSERVATIONS

SUR

LES FOSSES D'AISANCE,

& moyens de prévenir les inconvéniens de leur vuidange.

La vapeur méphitique, qui règne dans les foſſes, fait de leur vuidange une opération dont les inconvéniens ne ſe bornent pas à porter dans l'atmoſphère les émanations les plus funeſtes à la ſalubrité de l'air; la vuidange des foſſes eſt encore pour les ouvriers que la misère a dévoué à cet affreux ſervice, la ſource d'accidens que l'humanité ne peut voir indifféremment. La plus déplorable des conditions par ſon abaiſsement, l'eſt encore par ſes dangers. Heureux le vuidangeur quand, dans le théâtre de ſes travaux, il n'ouvre pas ſon tombeau ! témoins, entre mille, l'exemple encore récent de trois de ces hommes qui, l'année dernière, périrent à la vuidange d'une foſſe à Saint-Denis. Un procès- verbal que nous avons entre les mains, en compte juſqu'à onze péris de même dans une maiſon de la rue Saint-Louis au Marais.

Combien il étoit donc intéreſſant que des recherches, trop long-temps négligées, vinſſent éclairer une opération abandonnée aux haſards des plus fâcheuſes conſéquences.

On devra ce bienfait à M. le Lieutenant-Général de Police. Nous avons été chargés, par ce Magiſtrat, des expériences dont il s'agiſſoit, & nous achevons de remplir ſon intention en mettant leur réſultat ſous les yeux de l'Académie.

Nous le ferons précéder de quelques obſervations que nous avons cru néceſsaire de recueillir ſur les phénomènes d'une région où la curioſité ne porte guères les pas des Phyſiciens : nous avons auſſi commencé une ſuite d'expériences ſur la nature du gas, ou plutôt des gas qui conſtituent l'air des foſſes ; ce ſera l'objet d'un autre mémoire.

OBSERVATIONS.

ARTICLE PREMIER.

Des parties que diſtinguent les Ouvriers dans la matière des Foſſes.

Nous demandons grace pour une nomenclature qui doit ſervir à nous faire mieux entendre ſur le reſte.

Les ouvriers diſtinguent, croûte, vanne, heurte, gratin. La croûte s'entend de parties de matières plus ou moins conſiſtantes, ſouvent au point de n'être entamées qu'avec une ſorte d'effort.

Une croûte ſe rencontre aſſez conſtamment à la ſurface de la matière, & la recouvre dans toute ſon étendue.

Outre cette première croûte, les ouvriers tombent encore quelquefois ſur d'autres qu'ils rencontrent dans l'épaiſſeur de la matière.

Les croûtes n'ont ſouvent aucune adhérence avec ce qui eſt au-deſſous, & portent ſur la mophète qui les a ſoulevés.

La vanne eſt le nom que les ouvriers donnent à une partie liquide que découvre la première croûte une fois rompue, & qui ſurnage les matières plus épaiſſes du fond.

Quelquefois la vanne eſt claire & ſans couleur, & alors elle a très-peu d'odeur; plus ſouvent elle eſt verte, trouble & mouſſeuſe, & alors elle répand l'odeur la plus infecte; ſemblable en tout point à ces mares vertes que préſentent les voiries, en été ſur-tout.

L'heurte eſt un amas pyramidal de matières qui répond aux poteries ſous leſquelles on le trouve. Cet amas plus ſolide que le reſte, ſouvent ne demande pas moins que la bèche ou la houe pour être enlevé.

Le gratin eſt, conformément à l'acception ordinaire du terme, une matière adhérente au fond & aux parois des foſſes, de manière à faire, en quelque ſorte, corps avec le moëllon, & à paroître comme deſſéché; on remarque que ce gratin eſt plus ſolide & plus adhérent à proportion que les murs ſont moins dans le cas, par leur bâtiſſe, de laiſſer tranſpirer la vanne.

I I.

De la Mitte & du Plomb.

C'eſt ſous ces deux dénominations que les vuidangeurs diſtinguent les accidens auxquels les expoſe la vapeur des foſſes.

Ce qu'ils appellent mitte ſe fait reſſentir ſouvent ſeul; il n'en eſt pas de même du plomb qui ne va jamais ſans la mitte, & l'accompagne toujours. Dans la mitte, le nez commence par être pris; à l'enchifrenement ſe joint bientôt une douleur dans le fond de l'œil, laquelle ſe propage dans les ſinus frontaux; le globe de l'œil & les paupières deviennent en même-temps rouges & enflammés; juſques-là c'eſt la mitte ſimple. Mais ils en diſtinguent une autre eſpèce, qu'ils appellent graſſe, laquelle répandant ſur leur vue une eſpèce de voile, les jette pour un ou deux jours dans une cécité abſolue, accompagnée de douleurs & d'inflammation conſidérable.

Pour la mitte qui n'eſt pas graſſe, leur remède eſt, huit ou dix minutes de repos à l'air libre; leur nez coule, leurs yeux pleurent, & la douleur ainſi que la rougeur ſe diſſipent.

D'après cette obſervation ſur l'eſpèce d'évacuation par laquelle ſe termine cet accident, nous pensâmes à un moyen de la hâter, en faiſant reſpirer de l'alkali volatil fluor, à des ouvriers qui ſortoient de la foſſe pris de la mitte.

L'expérience confirmant notre idée;

nous les vîmes ſoulagés de la douleur, par un écoulement plus prompt du nez & des yeux ; mais ils avoient toujours beſoin d'aller reſpirer l'air, quelques minutes avant d'être en état de reprendre le travail.

Pour la mitte graſſe, ils ont la tradition d'une méthode curative, qui conſiſte à ſe mettre au lit, & à ſe tenir les yeux couverts de compreſſes d'eau fraîche, fréquemment renouvellées.

On ſe tromperoit d'imaginer pour principe de la mitte, une vapeur analogue à celle qui, dans les cabinets d'aiſance, prend ſi vivement au nez & aux yeux, lors de certains changemens de temps. Les vuidangeurs que nous avons fait expliquer là-deſſus, s'accordèrent tous à nous dire que rien de ſemblable ne ſe fait ſentir dans les foſſes, & qu'aucun piquant dans l'air qu'ils reſpirent ne leur annonce la mitte qui va les ſaiſir.

Le plomb, auteur des dangers que court la vie des vuidangeurs, les affecte de différentes manières qu'ils comptent pour autant de ſortes de plomb; ils en font monter le nombre à dix-ſept, mais c'eſt ſans avoir pu nous en donner les caractères ſuffiſamment diſtinctifs.

Le reſſerrement du goſier, des cris involontaires & quelquefois modulés, ce qui fait dire aux ouvriers que le plomb les fait chanter; la toux convulſive, le rire ſardonique, le délire, l'aſpixie & la mort ſont les accidens par leſquels ſe diverſifie l'action du plomb ſur les vuidangeurs.

La mort ou une aſphixie ſubite, n'eſt que trop ſouvent la première impreſſion que reçoit le vuidangeur des foſſes plombées; & ces mêmes accidens ne manquent pas de venir à la ſuite des autres, ſi l'ouvrier qui en reſſent les atteintes, ne va pas promptement en chercher le remède dans la reſpiration d'un air libre & frais.

Nous avons jetté force eau fraîche au viſage des ouvriers qui étoient dans ce cas; nous leur avons fait reſpirer de l'alkali volatil, ſans nous appercevoir que ces ſecours leur aient été d'aucune utilité ſenſible.

Dans les foſſes où les vuidangeurs ont à ſe défendre du plomb, ils obſervent pour méthode, de détourner la tête à chaque mouvement qu'ils donnent à la matière; d'éviter les fortes inſpirations, & cela en beſognant avec lenteur, & s'abſtenant abſolument de parler, ou ne le faiſant, au beſoin, que redreſſés, & la tête tournée du côté de l'ouverture de la foſſe.

Les vuidangeurs reconnoiſſent la préſence du plomb à une odeur que nous avons été à portée pluſieurs fois de ſentir, mais qu'il ne nous eſt pas, pour cela, plus aiſé de définir: il nous a ſemblé ſeulement diſtinguer une certaine fadeur qui ſe mêloit à l'odeur infecte. Ce dont nous pouvons dépoſer, c'eſt de la qualité malfaiſante de cette vapeur; nous ne l'avons point reſpirée de fois que nous n'ayons remporté une petite toux sèche, un chatouillement fatigant du goſier, de la gêne dans la reſpiration, le nez pris, ce qui étoit suivi la nuit d'un sommeil interrompu & troublé par les songes les plus désagréables.

Ce n'est pas seulement dans l'intérieur des fosses que la mitte & le plomb attendent le vuidangeur; souvent il s'en trouve très-vivement atteint, quoique travaillant encore en dehors à l'épuisement de la vanne.

On a vu nombre de fois, à l'ouverture des fosses, le plomb exercer la plus terrible activité & jetter dans l'asphixie les hommes & les animaux qui respiroient à la portée de la vapeur.

Il est des fosses où le plomb est constant depuis le commencement de la vuidange jusqu'à la fin; il en est d'autres où il n'est manifesté que par succession de temps & dans le progrès du travail; il en est enfin où le plomb n'est que local.

Nous avons entendu les vuidangeurs nous dire que la floraison des pois, des fèves influoit sur la production du plomb, & qu'il n'étoit jamais plus à craindre, pour eux, que dans cette saison ; ce que nous apprenoit leur rapport, c'est que la température de cette saison affectant l'air des fosses, redonne une nouvelle vigueur au mouvement intestin d'une matière très-fermentescible.

Nous disons matière très-fermentescible, & nous remarquons en passant, qu'elle l'est au point de bouillir, si la comparaison est permise, comme la vendange, dans les tonneaux qui la transportent ; les ouvriers du ventilateur sont obligés, sur-tout en été, de laisser jusqu'à six pouces de vuide, dans chaque tinette, pour empêcher les couvercles de sauter ; en prêtant l'oreille, on entend dedans un mouvement d'agitation qui semble frapper alternativement d'un bord à l'autre.

Que le méphitisme, accru par des causes étrangères, rende plus dangereuses les fosses qui ont reçu des eaux de vaisselle ; celles des blanchisseuses & les débris anatomiques, on l'imaginera aisément ; mais on ne soupçonneroit pas d'être dans le même cas les foſſes où abondent des décombres de platras, de poterie, des haillons, des bouchons de foin, comme dans celles des baſſes-cours & celles du menu peuple.

Auſſi l'heurte plus expoſé à ces mêlanges eſt-elle de toutes les parties de la matière, celle que les vuidangeurs attaquent avec le plus de défiance. L'expérience leur ayant appris que dans les foſſes les moins malfaiſantes, l'heurte eſt ſujette à receler des mophètes dangereuſes.

I I I.

Des Foſſes d'aiſance.

Il en eſt, mais c'eſt une exception à la régle, dans leſquelles le vuidangeur n'eſt point expoſé aux accidens de la mitte & du plomb, & qu'il traite de bonnes. De ce nombre ſont les foſſes des caſernes, collèges, maiſons religieuſes; ſans doute, à raiſon de l'homogénéïté de leur matière moins ſujette à contenir des corps étrangers à ce ſéjour. L'ordinaire eſt de rencontrer

rencontrer des foſſes alternativement bonnes & mauvaiſes, à qui il arrive de changer dix fois de caractères en vingt-quatre heures. Une troiſième claſſe eſt de celles qui ſont malfaiſantes depuis le commencement de leur vuidange juſqu'à la fin, & dans leſquelles l'ouvrier peut à peine travailler quelques inſtans de ſuite.

Il règne une opinion populaire ſur les foſſes nouvellement vuidées, c'eſt qu'on n'y va pas impunément & qu'on s'expoſe à des hémorroïdes ou à la diſſenterie.

Ce qu'il y a de conſtant, 1°. c'eſt que ſouvent ces foſſes répandent, durant un jour ou deux, plus de mauvaiſe odeur qu'elles n'en répandoient avant leur vuidange. 2°. C'eſt que les foſſes nouvellement vuidées ne ſont pas exemptes de la mophète, de la mitte & du plomb, comme l'éprouvent les maçons dans le réparage de ces foſſes : moins faits que les vuidangeurs à cette mophète, ils y ſuccombent plus aiſément. Tout récemment ont péri, du plomb, deux maçons à Vaugirard, &

rue Boucherat. 3°. Enfin, telle foſſe dont les vuidangeurs n'avoient point eu à ſe plaindre, devient très-malfaiſante au moment qu'ils la quittent, & cela par la rentrée d'une portion de vanne qui, par ſon ſéjour dans les terres adjacentes où elle avoit filtré, ſe trouve avoir pris un caractère ſingulièrement méphitique.

Les inconvéniens de cette infiltration, par rapport aux puits qu'elle infecte, & à l'atmoſphère qu'elle remplit de vapeurs les plus nuiſibles, lors de la démolition des foſſes, ainſi qu'au procès qui en réſulte ſouvent entre voiſins; ces inconvéniens, diſons-nous, très-dignes d'attention, pourroient être aiſément prévenus par un règlement ſur la conſtruction des foſſes; règlement qui auroit à les réformer dans toutes les parties de leur conſtruction.

Il devroit être de principe de ménager d'avance à l'air atmoſphérique les moyens d'un ample & libre courant dans les foſſes que l'on vuide.

Qu'attendre à cet égard de la plupart

des foſſes où des poteries coudées s'engorgent de matière, où des voûtes écraſées portent une clef placée au haſard ! Ces vices de conſtruction entrent pour beaucoup dans les accidens qu'éprouvent les vuidangeurs.

Un homme de l'art de bâtir, nous trace ainſi ſes idées ſur le plan de ſolidité auquel il conviendroit d'aſſujettir les foſſes d'aiſance.

Qu'un bon mur de moëllon revêtu d'argille appuie un ſecond mur intérieur ; que celui-ci ſoit porté ſur des pièces de bois de chêne ; qu'il ſoit en moëllon tendre, que l'on obſerve s'enduire en peu de temps d'une croûte qui les rend difficilement perméables à la vanne ; que le ſol de la foſſe ſoit glaiſé, & par-deſſus la glaiſe, pavé à chaux & à ciment.

Voici, ſur les autres parties, la réforme à deſirer ; que la poterie ne ſoit jamais que droite & perpendiculaire ; que la clef ſe trouve placée au centre de la voûte, & en cas d'empêchement, qu'elle s'approche du côté de l'heurte ; que les angles ſoient ſupprimés, en donnant aux foſſes la forme circulaire, au lieu de la quarrée ; que la voûte relevée en arc imite les voûtes de cloître, & donne plus de jeu à la circulation de l'air.

I V.

De quelques propriétés de l'air des Foſſes.

Nous n'imaginions pas que nous aurions à compter des vertus médicinales parmi les propriétés de cet air ; il eſt pourtant vrai qu'il eſt, pour les vuidangeurs, le remède & le préſervatif de certaines maladies.

La galle eſt pour eux choſe inconnue ; ils peuvent, ſans riſque de la gagner, coucher avec des galleux ; & un galleux, qui prendroit le ſervice de vuidangeur, peut être ſûr que ſous peu de jours ſa galle diſparoîtra ; leurs piquures, écorchures & petites plaies ſe guériſſent en vingt-quatre heures ; les dartres, les éréſipèles ne les attaquent point ; jamais d'engelures ni de gerçures aux mains, qu'ils ont très-douces de peau.

En revanche les maladies vénériennes paroiſſent s'aggraver par l'air qu'habite le vuidangeur ; pour pouvoir guérir, il faut qu'il ſuſpende ſon travail, ſans quoi les accidens s'aggravent malgré l'uſage des remèdes, & les guériſons imparfaites tardent moins chez eux, que chez tous autres, à être ſuivies du retour de la maladie dans toute ſa violence. En général les vuidangeurs ont le teint mauvais, leur peau a quelque choſe de luiſant, leurs cheveux croiſſent peu & leur vieilleſſe, toujours prématurée, a pour compagnes ordinaires, la cécité & la paralyſie.

V.

De l'Air inflammable des Foſſes.

Soit que l'air inflammable ne faſſe point toujours partie de leur mophète, ſoit que dans certaines ils ne jouiſſent pas aſſez librement de ſes propriétés, le phénomène dont il s'agit n'a pas lieu à l'égard de toutes les foſſes; celles qui ſont diſpoſées à le manifeſter, n'ont pas plutôt pris jour par la levée de la clef, que l'approche d'une lumière ſuffit pour leur faire prendre feu. Ce n'eſt ſouvent qu'un jet de flamme auſſi-tôt diſſipée qu'apperçue; mais il arrive quelquefois à cette flamme d'être conſidérable & de durer; elle eſt très-légère & n'a point la force de mettre le feu aux corps combuſtibles; nous l'avons vu brûler trois quart-d'heure durant dans une cave, au milieu de copeaux, ſans toutefois les charbonner; ce que riſquent les ouvriers qu'elle atteint, c'eſt d'avoir les cheveux & les poils du viſage greſillés, tandis que leurs vêtemens ne ſont point endommagés.

On a vu des foſſes aſſez fécondes en air inflammable, pour reprendre feu de nouveau à l'approche d'une lumière, après deux jours paſſés ſans y travailler. Dans une foſſe qui n'étoit point de celles qui prennent feu à leur ouverture, nous avons jetté des morceaux de papier allumés, & nous avons vu naître une flamme bleuâtre, ſillonnant la ſurface de la matière. L'expérience a été répétée pluſieurs fois de ſuite à quelque diſtance & toujours avec le même effet ; & la flamme ſe refuſant enfin à notre attente, le vent d'un très-gros ſoufflet dirigé dans la foſſe, a fait revivre encore le phénomène.

V I.

Du Soufre des Foſſes d'aiſance.

L'Académie a, dans ſes Mémoires, l'hiſtoire de deux aſſiettes de vermeil trouvées dans une foſſe de Compiegne, leſquelles étoient redevenues dans l'état de mine d'argent par la combinaiſon de ce métal avec le véritable ſoufre.

M. le Marquis de Turgot nous a dit que, ſous la Prévôté, ſi mémorable, de M. ſon pere, & M. Geoffroi, de cette Académie, étant Échevin, on fit, rue de Vendôme, une fouille dans un terrein qui avoit été autrefois une voirie, & qu'à quelques pieds de profondeur, on rencontra du soufre en rognon.

Curieux d'observer sur les lieux ce produit de certaines fosses, nous avons été satisfaits dans une de celles que nous avons vu ouvrir.

Le soufre qui s'y présenta occupoit deux endroits ; une partie couvroit la surface intérieure de la clef d'une couche d'à-peu-près une ligne d'épaisseur.

Une autre partie, adhérente à la surface de la croûte, y dessinoit un espace ovale, distingué du reste par sa couleur d'un blanc jaunâtre.

Le soufre de la clef étoit sous forme séche & friable, nous en avons vu depuis qui formoit masse, & ressembloit à des gouttes de soufre fondu.

Le soufre qui reposoit sur la matière, étoit rendu pâteux par le mélange d'un liquide qui n'influoit pas moins sur son odeur que sur sa consistance.

Le premier étoit du ſoufre preſqu'entièrement pur ; le ſecond l'eſt devenu par des lotions réitérées , auxquelles nous l'avons ſoumis, préalablement à l'analyſe que nous avons fait de l'un & de l'autre.

Nous avons vu le ſoufre des foſſes, entièrement le même que le ſoufre minéral, ſe liquéfier à la chaleur, répandre en brûlant la flamme propre à ce compoſé, ſe ſublimer dans les vaiſſeaux fermés , former hépar avec les alkalis fixes, & ſe diſſoudre dans les huiles.

Nous avons trouvé dans ce ſoufre une eſpèce d'inſecte particulière que l'on nous a aſſuré habiter la ſurface des matières, nous l'avons mis entre bonnes mains s'il mérite d'être connu.

MOYENS

De prévenir les inconvéniens de la vuidange des Foſſes.

Aſſez heureux pour avoir réuſſi à ôter à la vapeur méphitique des foſſes le pouvoir de nuire à la ſalubrité de l'atmoſphère, comme auſſi à aſſurer aux vuidangeurs des ſecours contre les accidens mortels auxquels ils ſont expoſés, nous avons à faire connoître d'abord les procédés du ventilateur auxquels ſont liés nos moyens.

Il exiſte, ſous la dénomination du ventilateur, une compagnie, dont l'entrepriſe eſt de priver, la vuidange des foſſes, de l'infection qu'elle répand, lorſqu'elle eſt faite à la manière des vuidangeurs.

Le ventilateur maîtriſant la vapeur des foſſes, l'empêche de ſe répandre, & la force d'aller ſe perdre dans le vague de l'atmoſphère.

L'appareil qui préſide à cet effet, conſiſte dans un cabinet de menuiſerie placé & ſcellé en plâtre ſur l'ouverture de la foſſe. Ce cabinet eſt le rendez-vous du vent de pluſieurs ſoufflets qui jouent en dehors ; le vent y eſt porté par trois tuyères, dont deux horiſontales raſent le ſol, & viennent aboutir à l'orifice de la foſſe ſur lequel ils entretiennent une nape de vent; l'autre tuyère partant de la partie ſupérieure du cabinet, ſouffle de haut en bas & perpendiculairement à ce même orifice; d'un autre côté, on bouche les ventouſes & les ſiéges d'aiſance qui répondent à la foſſe, à l'exception de celui qui eſt le plus voiſin du toit. Sur celui-là ou ſur un autre, s'il n'y a point lieu à choiſir, on établit un grand entonnoir de ferblanc ſervant de baſe à une enfilade de tuyaux qui ſe prolongent en dehors & gagnent le deſſus de la maiſon.

Au moyen de cette diſpoſition, les ſoufflets ne ſont pas plutôt en action que, du cabinet à l'extrémité des tuyaux, il s'établit un courant d'air qui n'en ſort que chargé des vapeurs de la foſſe.

Ce ſeroit en vain que le ventilateur auroit mis ainſi ces vapeurs hors de la portée des ſens, ſi en même temps les plus grandes précautions ne ſurveilloient la communication de la matière avec l'air environnant, pour empêcher que ni les ouvriers ni les tonneaux n'y portent aucun principe d'infection; auſſi ſur cette partie n'eſt-il pas poſſible de porter plus loin les détails, nous avons preſque dit de la propreté ; on en jugera par cet échantillon.

Le cabinet que nous avons décrit eſt aſſez grand pour contenir deux tonneaux & l'ouvrier qui les remplit; ces tonneaux ne ſe rempliſſent que couverts d'un tablier de cuir garni d'un entonnoir, de manière à ſortir du cabinet ſans être aucunement ſali en dehors. Ils n'en ſortent qu'en paſſant ſucceſſivement par deux portes, qui ne s'ouvrent que l'une après l'autre. Sortis, le couvercle qu'ils portent eſt enfoncé à coups de maillet & ſcellé en plâtre, pour que rien ne puiſſe tranſpirer par les jointures. Enfin, ces tonneaux ne reviennent à l'attelier qu'après avoir paſſé par une leſſive, dans laquelle ils ſont nonſeulement lavés à pluſieurs eaux, mais même broſſés. C'eſt ainſi que la vuidange des foſſes eſt devenue entre les mains du ventilateur une opération, dont on s'apperçoit à peine dans la maiſon où ſe fait le travail.

Par quelle fatalité, au mépris de l'intérêt public, eſt-il libre encore à des vuidangeurs de faire éprouver aux citoyens un véritable fléau, en les expoſant à reſpirer l'air infecté de la vapeur des foſſes? Comme s'il n'étoit pas ſuffiſamment prouvé que, dangereuſe même pour l'homme en ſanté, elle peut porter le coup mortel à certains malades. Malheur au fébricitant, à l'aſthmatique, à la femme en couche, au poitrinaire, qu'atteint la ſphère empeſtée de ces vapeurs!

S'il étoit queſtion de juger de ce que laiſſeroit à deſirer le ventilateur, nous ferions remarquer, 1°. que le cabinet dont dépendent ces avantages, trouve ſouvent dans le local des foſſes, des empêchemens qui ne permettent pas d'en faire uſage. 2°. Que le courant que détermine cet appareil dans les foſſes eſt ſi ſuperficiel, qu'il ne fait pas même vaciller les lumières des ouvriers, & laisse la masse mophétique dans l'état de stagnation qui fait le danger de celui qui y respire. 3°. Que la vapeur des fosses, chassée par le ventilateur, n'en existe pas moins dans l'atmosphère qu'elle infecte de ses qualités méphitiques. Il y a plus; dans certaines dispositions de l'air, cette vapeur ne se dissipe pas si promptement qu'elle ne soit sujette à retomber; ce n'est pas souvent dans les alentours de la fosse : nous avons vu l'entrée du Carrousel infecté par les vapeurs d'une vuidange, que le ventilateur opéroit à cent toises de-là, dans une maison de la rue Saint-Honoré, & dans laquelle on ne sentoit rien.

Nous avons été curieux d'observer cette vapeur à la sortie de l'appareil du ventilateur; nous l'avons trouvée formant à l'orifice du tuyau une fumée considérable, non moins sensible à la vue, qu'à l'odorat, teinte d'une manière fort variable, de différentes nuances de bleu, de verd, de noir & quelquefois d'un blanc sale.

Nous avons fait respirer des oiseaux dans

cette vapeur, & ſur le champ ils tomboient morts ou dû moins dans une aſphixie, qui les faiſoit paroître tels. Un chat qui eut le malheur de ſe rencontrer ſous notre main, ſubit la même expérience & eut le même ſort. Ce n'étoit pas, à ce que nous vîmes, une nouveauté pour les ouvriers du ventilateur, qui, en effet, nous dirent qu'ils étoient ſouvent témoins de ſemblables évènemens ſur ces animaux, lorſque le haſard les conduiſoit trop près de cette vapeur.

Notre vue s'étant portée ſur l'intérieur du tuyau, nous le trouvâmes non-ſeulement dépoli, mais même corrodé; & l'on nous dit que c'étoit l'ordinaire, & que ces tuyaux ne mettoient pas beaucoup de temps à être criblés de trous.

Pour en venir à l'objet de nos recherches, les propriétés connues du feu nous l'ont fait regarder, dès le commencement, comme l'agent le plus propre à remplir nos vues, & l'expérience n'a fait que confirmer nos ſpéculations. Nous avons été aſſez heureux pour rencontrer encore dans la chaux un autre agent très-avantageux dans certaines occaſions. Tels ſont les moyens auſſi ſimples qu'efficaces, dont nous avons à tracer l'uſage & les effets.

Notre feu a un double emploi; dans l'un, il occupe la place de l'entonnoir du ventilateur, & ſert à dénaturer la vapeur des foſſes obligées de le traverſer. Sur un des ſièges d'aiſance eſt placé un fourneau; il eſt compoſé d'une tour, ſans fond ni porte, garni d'une chappe, portant à ſa partie antérieure la porte mobile par laquelle s'introduit le charbon, ſur une grille placée à quelques pouces de la baſe du fourneau. A cette chappe ſont adaptés des tuyaux de tôle qui ont leur iſſue en dehors de l'endroit.

A peine l'intérieur de ce fourneau eſt-il échauffé par le charbon qui s'allume, que ſi l'on vient à préſenter un papier allumé à la porte de la chappe, la vapeur qui traverſe prend feu, & produit une flamme vive & brillante.

Le

Le charbon une fois allumé, cette flamme devient un brandon conſtant, qui s'élève à deux ou trois pieds au-deſſus de la chappe, quand on la débarraſſe de ſes tuyaux.

Fort différente par ſa légèreté & par ſon volume, de celle d'un ſimple braſier de charbon, cette flamme n'en diffère pas moins par ſa couleur & par l'odeur qu'elle répand. On ne peut mieux la comparer, à cet égard, qu'à la vapeur enflammée d'une diſſolution de fer dans l'acide vitriolique.

La première fois que nous fîmes l'expérience, c'étoit dans une maiſon, dont le local ne nous avoit pas permis de choiſir l'emplacement le plus convenable du fourneau; il étoit au rez-de-chauſſée, & les tuyaux n'avoient point d'iſſue en dehors du cabinet. L'odeur d'acide ſulphureux volatil qui ſe répandit dans la maiſon, étoit ſi forte, que nous ne voulûmes croire qu'elle venoit du fourneau, qu'après nous être aſſurés qu'on ne brûloit point de ſoufre dans la maiſon ; nous avons fait reſpirer des oiſeaux & des chats au-deſſus des tuyaux qui conduiſoient cette vapeur en dehors, & non-ſeulement ils n'y ont plus reſpiré la mort ni l'aſphyxie, mais ils n'ont paru même affecté d'aucune ſenſation incommode ; nous-mêmes pouvons rendre le témoignage perſonnel d'avoir été expoſés long-temps à cette vapeur, ſans en éprouver d'autre déplaiſance que celle de l'acide volatil ſulphureux que nous reſpirions.

Voilà donc la vapeur méphitique des foſſes dénaturée & invertie en une vapeur, non-ſeulement incapable d'altérer la ſalubrité de l'atmoſphère ; mais qui peut même en réformer les diſpoſitions putrides, leſquelles, ſuivant les obſervations, ont dans la vapeur du ſoufre un de leurs meilleurs correctifs.

Ce n'eſt pas tout, nous avons obſervé que le feu ſupérieur rend le plus grand ſervice aux ouvriers qui travaillent dans la foſſe.

Dans une foſſe fort mauvaiſe, ils avoient

travaillés contre toute attente, ſans accident, depuis cinq heures du ſoir juſqu'au lendemain midi. Pour mieux juger de la part qui y avoit le fourneau que nous entretenions allumé ſur le ſiège d'en-haut, nous le laiſsâmes éteindre ; nous nous repentîmes de l'expérience, lorſque nous vîmes, peu d'inſtants après, un ouvrier preſſé du plomb ſortir de la foſſe ; un ſecond ne pouvoit s'en retirer qu'à l'aide de ſes camarades, & un troiſième y tomber ſans connoiſſance, accidens, qui heureuſement n'eurent point de ſuite pour les uns ni pour les autres.

Une circonſtance digne de remarque, eſt ce que nous rapportoient les ouvriers, que le fourneau ſupérieur leur faiſoit éprouver dans la foſſe une chaleur forte & inaccoutumée; chaleur qui ne pouvoit être communiquée par le fourneau lui-même, placé à cinquante pieds au-deſſus du ſol de la foſſe ; chaleur, que d'après quelques expériences qui trouveront place ailleurs, nous nous croyons fondés à regarder comme dépendante du courant d'air accéléré par le fourneau , & d'un mêlange plus rapide de l'air atmoſphérique avec celui des foſſes.

Le ſecond emploi du feu l'appelle dans la foſſe même où il a pour effet de porter dans le centre du fluide mophétique le principe de la raréfaction & du mouvement d'où dépend le ſalut des ouvriers. Quelqu'avantage qu'ils retirent du feu ſupérieur contre les accidens du plomb, il s'en faut beaucoup que ce moyen ſoit toujours ſuffiſant.

Soit alors établi dans la foſſe un fourneau, qu'un trépied élevera au-deſſus de la matière. Le fourneau , tel que nous l'avons mis en uſage, conſiſte en un foyer orbiculaire, percé dans toute ſon étendue de nombre regiſtres & ſurmonté d'un dôme, par la porte duquel s'introduit le charbon. Sur ce dôme s'ajuſtent des tuyaux de tôle qui doivent aller répondre à la poterie du fourneau ſupérieur.

Pour mieux reconnoître l'effet de ce

fourneau, nous l'avons fait allumer tout ſeul, & il a déterminé ſans le ſecours des ſoufflets ventilateurs un courant de vapeurs aſſez conſidérables, pour former à l'extrémité des tuyaux une fumée épaiſſe de la groſſeur du bras.

Les dangers connus du charbon allumé dans un endroit renfermé, donnent ſans doute un air de ſingularité au moyen que nous propoſons ; il n'eſt peut-être pas moins ſingulier de voir le charbon s'allumer & brûler avec la plus grande vivacité, au milieu d'un fluide qui s'éloigne ſi fort de l'air atmoſphérique.

Quoi qu'il en ſoit, ce fourneau préſente aux vuidangeurs le ſecours le plus utile, & une foſſe dont nous parlerons bientôt en offrira la preuve la plus complette. Nous nous ſommes trouvés dans cet appareil n'avoir fait qu'exécuter en grand, ce qu'ils connoiſſoient déja en petit.

Ils nous apprirent que, dans la circonſtance du plomb, ils ſe trouvent aſſez bien de ces deux expédients; l'un eſt une chandelle allumée qu'ils ſuſpendent par une ficelle dans le tuyau d'aiſance au rez-de-chauſſée ; nous avons vu en effet cette chandelle, lorſqu'elle reſte allumée, ce qui ne lui arrive pas toujours, s'environner d'un petit courant de vapeurs ſenſibles, & qui forment des ondulations autour de la lumière: l'autre expédient eſt une poële de feu qu'ils deſcendent dans la foſſe où elle s'éteint ſouvent; mais lorſqu'elle reſte allumée, alors, diſent-ils, le plomb ſe précipite, & ils en conçoivent un bon augure.

De la Chaux.

Quelques idées précoces ſur le principe du plomb & de la mitte, nous avoient ſuggéré une expérience, qui étoit de développer beaucoup d'alkali volatil à la fois dans les foſſes, par le moyen de la chaux.

En conſéquence, nous en projettâmes une bonne quantité dans la vanne; nous étions ſur le bord de la foſſe, & nous n'eûmes pas la moindre ſenſation de l'alkali volatil, que nous attendions ; mais ce qui nous valoit beaucoup mieux, nous apprîmes que la chaux avoit la faculté de corriger les émanations des vannes, au point que de l'air infecte que nous faiſoit reſpirer celle-ci, il nous ſembla paſſer dans l'air frais & légèrement vaſeux qu'on reſpire au bord d'un étang. Ce changement s'opéra en un clin d'œil, & l'odeur fut un bon quart-d'heure à revenir dans ſa première force, & le même moyen la fit diſparoître de nouveau.

Cette expérience en amena une autre ; nous fîmes couvrir d'un demi-pouce de chaux vive, la ſuperficie d'un tonneau rempli ; un ouvrier y brouilla légèrement cette chaux, dans l'inſtant on ceſſa de diſtinguer l'odeur naturelle au ſujet.

C'eſt donc avec le plus grand avantage que les vuidangeurs auront recours à des projections de chaux, lorſqu'il s'agira de ſe défendre dans l'épuiſement des vannes contre la mitte & le plomb, qui commencent souvent dès cette partie de leur travail. Nous avons vu le méphitisme des plus mauvaises vannes réprimé par ce moyen, de manière à nous faire penser que, pour mettre les ouvriers à l'abri de tout accident dans les fosses, il ne faudroit peut-être que pouvoir d'avance pénétrer de chaux la masse des matières.

On a aussi dans la chaux le moyen utile de suppléer au défaut du cabinet du ventilateur, dans le cas où le local ne permettant pas de le dresser, l'ouverture des fosses peut répandre l'infection dans les environs. De la chaux jettée dans les fosses à reprises convenables remédiera à l'inconvénient.

La chaux est encore une ressource pour ces fosses que nous avons dit répandre, après leur vuidange, une infection considérable de quelques jours, comme pour celle à qui la même chose arrive dans certains changemens de temps.

A l'exposé que nous venons de faire de nos moyens, nous joignons le récit de leur application à la vuidange d'une foſſe très-propre à conſtater leur efficacité.

Cette foſſe dépendant d'une maiſon ſiſe rue Galande, au coin de celle des Anglois, très-célèbre dans le voiſinage & parmi les vuidangeurs par le nombre d'hommes à qui elle avoit coûté la vie, on n'avoit jamais fait qu'en commencer la vuidange ſans pouvoir l'achever, & un vuidangeur venoit de l'abandonner après une nuit de travail, durant laquelle on avoit été obligé de reporter chez eux pluſieurs ouvriers pris du plomb.

Le ventilateur fut aſſigné pour voir dire qu'il ſera tenu d'entreprendre la vuidange de cette foſſe; ce qu'il a fait ſous nos yeux & aſſiſté de nos moyens.

Nous nous y ſommes tranſportés le 27 Novembre dernier; la clef avoit été levée le matin & le cabinet du ventilateur poſé, la ſonde que l'on jetta en notre préſence revint chargée d'une vanne d'un verd foncé, dans laquelle nageoit une immenſe quantité de débris de cadavres, la maiſon ayant été occupée long-temps par un démonſtrateur d'anatomie.

Nous déſirions voir commencer le travail ſans aucuns de nos ſecours; mais l'expérience ne fut pas de longue durée. L'ouvrier entré dans le cabinet pour ſe mettre à puiſer la vanne, y reſta à peine quelques minutes qu'il ſe trouva atteint de la mitte & du plomb aſſez vivement pour n'y pouvoir plus tenir ſans danger, & il ſortit.

Alors nous fîmes jetter dans la foſſe deux boiſſeaux de chaux vive dont l'effet fut de faire ceſſer ſur le champ l'infection horrible qu'elle répandoit. Nous fîmes en même temps allumer le feu du fourneau que nous avions fait placer, non ſur le ſiége d'aiſance le plus élevé, comme nous l'aurions deſiré, mais ſur celui du rez-de-chauſſée, auquel les circonſtances nous réduiſoient.

Le travail devenu tout différent pour les ouvriers a continué depuis cinq heures du soir jusqu'à sept heures du matin, moyennant l'attention de faire de nouvelles projections de chaux, à mesure que le méphitisme sembloit renaître dans la vanne.

Les ouvriers qui avoient passé cette nuit quittèrent l'attelier sans fatigue extraordinaire, & sans se plaindre de leur travail, n'accusant que le dégoût que leur causoit l'extraction de tant de parties de cadavres. Les quatre projections de chaux qui avoient eu lieu avoient tellement corrigé la vanne, que les ouvriers qui continuèrent à l'épuiser le lendemain furent dispensés d'avoir recours de nouveau à ce moyen pendant la durée de leur travail, & s'en tirèrent comme les premiers sans accident. Circonstances d'autant plus frappantes que c'est le contraire de ce qui arrive ordinairement, les vannes devenant de plus en plus mauvaises dans les progrès de la vuidange.

La vanne épuisée, il fut question, pour les ouvriers, de s'établir dans la fosse; le premier qui y defcendit n'y put refter que fix minutes & en fortit avec la mitte & le plomb; un fecond eut le même fort au bout de fept minutes de féjour dans la foffe.

Nous avions difpofé un appareil qui paroiffoit nous promettre d'être utile en pareilles circonftances, nous profitâmes de l'occafion pour en faire l'effai.

C'étoit deux tuyaux de cuirs deftinés à porter aux vuidangeurs, l'un de l'eau & l'autre de l'air, garnis antérieurement de rondelles de fer-blanc, pour empêcher leur affaiffement; ces deux tuyaux aboutiffent à une efpèce de collier qué devoit fe paffer le vuidangeur, de manière qu'il eut, en quelque forte, fous le nez un courant d'air & d'eau.

Un troifième ouvrier fe difpofant à defcendre dans la foffe, nous l'engageâmes à fe prêter à l'expérience; au bout de quatre minutes il nous demanda de l'air, que nous lui pafsâmes en faifant jouer un gros foufflet qui s'embouchoit au tuyau. Deux minutes après ne ſe trouvant pas mieux apparemment, il nous demanda de l'eau, on lâcha un robinet qui en remplit le tuyau, elle ſortoit en forme de pluie, au moyen d'une pomme d'arroſoir qui terminoit ce tuyau. Tout l'effet de ces deux ſecours combinés ſe réduiſit à lui procurer le moyen de reſter dans la foſſe un peu plus de temps que les autres. Il ne fut obligé de remonter qu'au bout de quatorze minutes.

Nous eſſayâmes auſſi de faire reſpirer un ouvrier à travers une mouſſeline claire imbibée d'alkali fixe; cette expérience ne lui procura qu'une incommodité de plus & le fit remonter plutôt encore que les autres.

Nous ne voulûmes pas différer plus long-temps l'établiſſement du fourneau dans l'intérieur de la foſſe, en conſéquence il fut dreſſé le plus près poſſible de l'heurte. On le remplit de charbon, & en moins de cinq minutes il tira avec une vivacité ſurprenante. L'effet de ce fourneau ne ſe fit pas long-temps attendre : en un quart-d'heure la foſſe n'étoit plus reconnoiſſable, tandis qu'auparavant l'ouvrier y pouvoit à peine reſter le temps d'emplir un demi-tonneau. Les premiers deſcendus dans la foſſe après la poſe du fourneau en remplirent juſqu'à quatre de ſuite, & étoient en état d'aller plus loin, ſi l'Inſpecteur, ayant égard à leur fatigue précédente, n'avoit jugé convenable de borner les ſecouſſes à ce nombre. On appelle ſecouſſe, ce que les trois mêmes ouvriers peuvent faire ſans interruption.

Le travail ſe trouva ſuſpendu par la nuit du Samedi au Dimanche; mais en quittant la foſſe, on eut, comme nous l'avions recommandé, la précaution de charger le fourneau de charbon.

Le travail fini, ſuivant l'uſage, par l'attaque de l'heurte, cette partie redoutable au vuidangeur dans toutes les foſſes, & qui dans celle-ci, ſur-tout, pouvoit leur inſpirer de juſtes craintes, on le trouva beaucoup ramolli, & ce ramolliſſement, ouvrage du fourneau, en donnant lieu au dégagement de la vapeur mophétique l'avoit rendu aussi innocent qu'il peut être.

Les ouvriers sortirent sains & saufs de cette fosse meurtrière, dont la vuidange, à l'aide de nos moyens, étoit devenue la vuidange d'une fosse ordinaire.

Ce fut le terme de nos expériences dont le succès nous payoit trop bien des dégoûts auxquels elles nous exposoient, pour qu'il nous soit permis de les mettre en ligne de compte.

EXTRAIT DES REGISTRES

De l'Académie Royale des Sciences.

Du 8 Juillet 1778.

M. Cadet le jeune ayant lu à l'Académie Royale des Sciences, le 11 Février de cette année, un Mémoire, qui a pour titre : *Obſervations ſur les Foſſes d'aiſance, & moyens de prévenir les inconvéniens de leur vuidange*, par MM. Laborie, Parmentier & Cadet, Membres du Collége de Pharmacie. La Compagnie a nommé MM. de Lavoiſier, de Fougeroux & de Milly, pour examiner leſdites Obſervations & vérifier l'efficacité des moyens propoſés.

Nous allons rendre compte à l'Académie, dans ce rapport, non-ſeulement des travaux de MM. Cadet, Parmentier & Laborie, mais encore des différentes expériences

riences que nous avons faites ſur une matière auſſi déſagréable, dans l'intention de trouver un moyen, s'il étoit poſſible, d'en diminuer l'odeur, & les inconvéniens qu'éprouvent les ouvriers, lorſqu'ils en font la vuidange.

Nous commencerons par les Obſervations de MM. Cadet, Parmentier & Laborie, contenues dans un Mémoire diviſé en ſix articles, terminé par une Diſſertation ſur les moyens de prévenir les inconvéniens attachés à la vuidange des foſſes d'aiſance.

Ces Meſſieurs remarquent d'abord dans le préambule, que les foſſes d'aiſance, lorſqu'on les vuide ſans précaution, ne ſe bornent pas à répandre dans l'atmoſphère des vapeurs méphitiques & malfaiſantes, des plus contraires à la ſalubrité de l'air, mais que leurs émanations ſont funeſtes & meurtrières aux malheureux ouvriers, que la misère a dévoué à l'affreux & périlleux travail de vuider les latrines: pour appuyer cette aſſertion par des exemples frappans, citent trois malheureux vuidangeurs, qui périrent l'année dernière, à Saint-Denis, à la vuidange d'une foſſe, & onze autres infortunés qui eurent le même ſort dans une maiſon de la rue Saint-Louis au Marais, dont la mort eſt conſtatée par un procès-verbal, qui eſt entre les mains de MM. Cadet, Parmentier & Laborie; ces Meſſieurs ont été chargés par M. le Lieutenant-Général de Police, de chercher à remédier à ces terribles accidens que l'humanité ne ſauroit voir avec indifférence.

Avant d'entrer dans le détail de leurs obſervations ſur les phénomènes qu'ils ont remarqués, ils font connoître dans l'article premier, les termes techniques, uſités par les vuidangeurs, tels que nous allons les rapporter, pour pouvoir nous-mêmes nous en ſervir dans la deſcription de nos opérations.

Ces ouvriers diſtinguent dans leurs travaux, la croûte, la vanne, la heurte & le gratin; ils entendent par la croûte, les parties les plus denſes, qui couvrent ordinairement la ſurface de la matière.

La vanne, eſt le nom de la matière fécale, moins denſe qui ſe trouve ſous les croûtes.

La heurte, eſt un amas pyramidal de matière qui a emprunté la forme du tuyau du ſiège d'aiſance, dans lequel il s'eſt moulé, & qui, en ſe déſſéchant, a acquis un degré de ſolidité qui force les ouvriers à ſe ſervir de la béche ou de la houe pour l'attaquer.

Dans l'article II, les Auteurs du Mémoire décrivent les maladies qui attaquent ſubitement les vuidangeurs. On diviſe ces maladies ſous deux dénominations, *la mitte* & *le plomb*.

Ce que l'on appelle la *mitte*, ſe fait reſſentir ſouvent ſeul, mais le plomb ne va jamais ſans la *mitte*.

La première commence par un enchifrenement, auquel ſe joint bientôt une douleur dans le fond de l'œil, qui ſe propage dans les ſinus frontaux. Le globe de l'œil & les paupières deviennent en même temps rouges & enflammés : jusques-là, ce n'est qu'une mitte simple ; mais les ouvriers en reconnoissent une seconde, qu'ils nomment *mitte grasse*, laquelle répand sur la vue une espèce de voile, & les jette pour un jour ou deux, dans une cécité absolue, accompagné d'inflammation & de douleurs considérables.

Le remède le plus prompt de la mitte simple, est de respirer l'air libre & pur. Huit ou dix minutes suffisent pour la guérison; le nez coule, les yeux pleurent, & la douleur, ainsi que les rougeurs, se dissipent.

Les Auteurs du Mémoire disent que, pour hâter l'espèce d'évacuation dont on vient de parler, ils ont fait respirer à des ouvriers attaqués de la mitte, de l'alkali volatil, & qu'ils furent soulagés par un écoulement plus prompt ; mais qu'ils eurent toujours besoin d'aller respirer l'air pendant quelques minutes avant de reprendre leur travail.

Ces Meſſieurs ajoutent enſuite que, pour s'aſſurer de la manière dont l'alkali volatil agiſſoit dans les aſphixies, ils ſaiſirent dans une autre occaſion l'inſtant intermédiaire qui précéde l'aſphixie complette, c'eſt-à-dire, celui où l'homme attaqué par le plomb, module des ſons involontairement, a la bouche béante, la reſpiration gênée ; & dans ce moment ils préſentèrent, diſent-ils, d'une main un flacon ouvert d'alkali volatil ſous les narines du malade, & de l'autre ils lui mirent dans la bouche le bouchon du flacon mouillé de cette liqueur; ce qui n'a produit aucun effet.

Le vinaigre paroît agir plus directement dans l'accident du plomb; c'eſt ce qui ſera prouvé par l'expérience dont nous aurons occaſion de parler dans un inſtant.

Les vuidangeurs ſe guériſſent de la mitte graſſe, en s'appliquant ſur les yeux des compreſſes imbibées d'eau fraîche qu'ils renouvellent ſouvent, après s'être mis préalablement dans le lit.

Le plomb affecte les ouvriers de différentes manières, qu'ils prennent pour autant de sortes de plomb ; ils en comptent jusqu'à dix-sept, mais dont ils n'ont pas pu donner les caractères distinctifs.

Les effets du plomb, causent une contraction dans le gosier ; des cris involontaires & quelquefois modulés, ce qui fait dire aux ouvriers que le plomb les fait chanter, la toux convulsive, le rire sardonique, le délire, l'asphixie, & enfin la mort ; tels sont les différens accidens, par lesquels passent ceux qui sont pris par le plomb ; mais il n'arrive que trop souvent, suivant les Auteurs du Mémoire, que l'on retire de la fosse le vuidangeur mort, avant qu'on ait pu remarquer aucuns des accidens qui pouvoient l'annoncer, & qu'on vient de décrire.

Les Auteurs du Mémoire, disent avoir fait jetter force d'eau fraîche au visage des ouvriers attaqués du plomb, & leur avoir fait respirer de l'alkali volatil, sans s'appercevoir que ces secours leur aient été d'aucune utilité ſenſible.

Ce n'eſt pas ſeulement dans l'intérieur des foſſes, que la mitte & le plomb exercent leur action dangereuſe ; on a vu, diſent ces Meſſieurs, nombre de fois, à l'ouverture des foſſes, ces vapeurs meurtrières jetter dans l'aſphixie les hommes & les animaux qui étoient à portée de les reſpirer.

Les vuidangeurs prétendent que les foſſes ne ſont jamais plus dangereuſes que lorſque les pois & les fèves ſont en fleurs. On remarque avec raiſon, dans le Mémoire que, ſi ces obſervations des ouvriers ſont vraies, ce n'eſt que parce que dans la ſaiſon où la floraiſon des fèves ou des pois a lieu, la température de l'atmoſphère favoriſe la fermentation, qui s'excite d'autant plus aiſément dans les foſſes, que la matière qu'elles renferment eſt ſi fermenteſcible, qu'elle bout comme de la vendange, ou de la bière nouvelle, dans les tonneaux dans leſquels on la tranſporte. On eſt même obligé de laiſſer juſqu'à ſix pouces de vuide à chaque tinette, pour que les couvercles ne ſautent pas dans le tranſport.

Selon ces Meſſieurs, tout ce qui peut faciliter une fermentation quelconque, augmente la malignité des foſſes. Les eaux des cuiſines, celles des blanchiſſeuſes, les matières végétales; mais ce qu'on n'imagineroit pas, & ce qui mériteroit d'être vérifié par une ſuite d'obſervations, c'eſt que les plâtres & les teſſons de poterie produiſent à-peu-près le même effet.

Dans l'article III, MM. Cadet, Parmentier & Laborie diſent, d'après les vuidangeurs, qu'il y a des foſſes où les ouvriers ne ſont point expoſés aux accidens funeſtes *du plomb* & *de la mitte*, & qu'ils nomment *bonnes*. Ce ſont celles où la matière eſt homogène, c'eſt-à-dire ſans aucun mêlange étranger à la matière fécale, telles ſont celles des caſernes, des collèges & des maiſons religieuſes.

L'ordinaire eſt de rencontrer des foſſes alternativement bonnes & mauvaiſes, à qui il arrive de changer jusqu'à dix fois de caractère en vingt-quatre heures.

La troisième classe est celles qui sont constamment malfaisantes, & dans lesquelles les ouvriers peuvent à peine travailler quelques instants de suite.

Les Auteurs du Mémoire font mention d'une opinion qui règne parmi le peuple, qui ne nous paroît pas dénuée de vraisemblance, & qu'il est essentiel de faire connoître.

Le peuple croit que les fosses nouvellement vuidées sont dangereuses à ceux qui se mettent trop tôt sur les siéges d'aisance, & qu'on s'expose à des hémorroïdes douloureuses & même à la dyssenterie; ce qu'il y a de constant, disent ces Messieurs, c'est que souvent les fosses, après avoir été vuidées, continuent pendant un jour ou deux à répandre une odeur plus fétide & plus mauvaise qu'avant, & pendant leur vuidange. Il n'est pas moins constant que les fosses nouvellement vuidées ne sont pas exemptes des mophètes, de la mitte & du plomb, comme l'éprouvent les maçons qu'on emploie à réparer les murs de ces foſſes ; moins accoutumés à ces émanations terribles que les vuidangeurs, ils y ſuccombent plus aiſément. Les Auteurs du Mémoire citent deux maçons qui ſont péris par le plomb depuis peu à Vaugirard, & deux autres dans la rue Boucherat : ils diſent encore que telle foſſe où les vuidangeurs n'avoient éprouvé aucuns accidens, devient très-mauvaiſe lorſqu'ils la quittent ; parce qu'une portion de la vanne ou matière fluide, qui s'étoit infiltrée dans les terres adjacentes, rentre dans la foſſe avec le caractère méphitique qu'elle a acquis par ſon union avec des matières étrangères.

Ainſi les foſſes mal conſtruites, & qui laiſſent échapper les matières, ſont d'autant plus à craindre, que non-ſeulement elles rempliſsent l'atmoſphère de vapeurs les plus nuiſibles, même après qu'elles ſont vuidées ; *mais qu'elles infectent l'eau des puits, dont ſouvent les boulangers ſe ſervent pour pétrir le pain ; ce qui eſt aſſurément digne de l'attention du Gouvernement.* Ces inconvéniens pourroient être aiſément prévenus par un réglement ſur la conſtruction des foſses.

Les Auteurs décrivent enſuite les changemens qui ſont à faire pour parer les inconvéniens dont nous venons de parler; mais le détail en ſeroit trop long, nous nous contenterons de dire que la nouvelle conſtruction qu'ils propoſent, d'après les idées d'un architecte qu'ils ont conſulté, nous a paru capable de prévenir les inconvéniens qu'on reproche avec juſtice à l'ancienne.

L'article IV, traite des propriétés de l'air des foſses.

On n'imagineroit pas que parmi les propriétés malfaiſantes de cet air infect, il s'en trouve de médicinales. Ces Meſſieurs aſsurent cependant que les vuidangeurs y trouvent le remède & le préſervatif de pluſieurs maladies.

Ils ſont exempts de la galle, & ils peuvent, ſans danger de la gagner, coucher avec des gens qui en ſont infectés. Un galeux qui ſeroit employé parmi les vuidangeurs, eſt aſsuré de voir diſparoître ſa galle ſous peu de jours; ils ſont pareillement exempts de dartres, d'éréſipèles, d'engelures & de gerçures aux mains; les écorchures & les petites bleſsures qu'ils peuvent ſe faire ſe guériſsent en vingt-quatre heures; mais les vuidangeurs ne guériſsent point des maladies vénériennes, les accidens s'aggravent malgré l'uſage des remèdes; il faut qu'ils ſuſpendent leurs travaux, ſans quoi les guériſons ſont toujours imparfaites, & la maladie ne tarde pas à reparoître dans toute ſa violence.

En général les vuidangeurs ont le teint mauvais, leur peau eſt luiſante, leurs cheveux refuſent de croître, & leur vieilleſse, toujours prématurée, eſt accompagnée ordinairement de cécité & de paralyſie.

L'article V, traite de l'air inflammable qui ſe rencontre dans les foſses.

Les auteurs du Mémoire remarquent que cet air ne ſe rencontre pas dans toutes également. Nous en avons vu des unes & des autres; il y en a où cet air, lorſqu'on approche une chandelle ou du papier allumé, fournit une flamme qui dure long-temps, mais elle eſt ſi légère, à ce qu'ils aſsurent, qu'elle ne met pas le feu aux corps combuſtibles auxquelles elle touche immédiatement; elle peut, tout au plus, greſiller les cheveux & la barbe des ouvriers, ſans endommager leurs vêtemens.

On voit, par l'article VI, que l'on trouve dans les foſses d'aiſance du véritable ſoufre. MM. Cadet, Parmentier & Laborie en ont remarqué dans une foſse à deux endroits différens.

1°. Ils en ont obſervé une couche à-peu-près d'une ligne d'épaiſseur qui couvroit la ſurface intérieure de la clef, qui étoit ſous forme concrète & friable comme le ſoufre ordinaire.

2°. Ils en ont apperçu ſur la ſurface

de la croûte, qui y deſſinoit, diſent-ils, une eſpèce d'ovale d'un blanc jaunâtre.

Ce ſoufre analyſé s'eſt trouvé exactement le même que le ſoufre ordinaire; en effet la matière inflammable contenue en ſurabondance dans les matières fécales & qui ſe dégage dans la fermentation & décompoſition des matières, doit ſe combiner, par la loi des affinités, avec l'acide qui entroit comme une des parties conſtituantes de ces mêmes matières, & ſur-tout des végétaux qui s'y trouvent mêlangés & avec celui de l'air, d'où il réſulte un ſoufre. Ce même ſoufre une fois formé ne tarde pas à s'unir avec les alkalis, ſi abondans dans les matières putrides; d'où il réſulte un véritable *hepar ſulphuris*, ou foie de ſoufre, qui ſe décompoſe enſuite par l'action de l'acide qui continue à ſe dégager des matière qui ſe trouvent dans les foſſes d'aiſance en fermentation, il agit ſur le foie de ſoufre, le décompoſe à ſon tour, & l'odeur s'en répand dans les environs, ce que nous avons remarqué d'une manière des plus ſenſibles dans une foſſe de la rue de Jouï; d'où il réſulte que les foſses d'aiſance qui ſont dans les baſſes-cours, où les cochers jettent des bouchons de foin ou de paille, où l'on fait couler l'eau des blanchiſseuſes, où il tombe des vieux linges, du papier, &c. contiennent plus de foie de ſoufre, & ſont plus dangereuſes que celles dont les matières ſont homogènes, comme les vuidangeurs le remarquent. Dans celles que nous avons vues, il y en avoit une, rue de Jouï, qui rendoit une odeur de foie de ſoufre inſupportable, une autre qui étoit au Temple, où cette odeur ſe faiſoit à peine ſentir; mais nous aurons encore lieu de parler de cette obſervation d'où nous tirons des conſéquences pour tâcher d'établir une théorie ſur la nature des émanations des foſſes d'aiſance, ſur leurs effets dangereux, & ſur les moyens de les diminuer.

Les Auteurs du Mémoire après avoir

détaillé, dans ſix articles, tous les accidens occaſionnés par la vuidange des foſſes, dont les principaux ſont :

1°. D'infecter l'air au point de le rendre nuiſible à la ſanté des citoyens, ou tout au moins, à leur être déſagréable par l'odeur infecte qui s'y répand, & dont on eſt toujours plus ou moins incommodé ſuivant le degré de ſenſibilité du genre nerveux de ceux qui le reſpirent.

2°. De cauſer la mort journellement à pluſieurs ouvriers, d'occaſionner & d'accélérer la vieilleſſe à ceux qui ne périſſent pas ſur le champ; ces Meſſieurs donnent pluſieurs moyens pour prévenir ces accidens dont quelques-uns nous ont paru effectivement répondre avec efficacité au but qu'on ſe propoſe.

Ces moyens ſont trop intéreſſans pour ne pas en rendre un compte très-détaillé à l'Académie.

Le premier a été imaginé par une compagnie connue ſous le nom du Ventilateur, dont la manière d'opérer empêche l'horrible l'horrible vapeur des foſſes de ſe répandre dans le voiſinage, & la porte dans l'atmoſphère à une hauteur conſidérable.

L'appareil, dont on ſe ſert pour produire ces effets, conſiſte dans une eſpèce de cabinet en planches bien jointes & ſolidement aſſemblées, fermant à doubles portes, dont on verra l'uſage par la ſuite. Ce cabinet ſe poſe ſur l'ouverture de la foſſe, & s'y adapte exactement par le moyen du plâtre gâché avec lequel on le ſcèle; trois ſoufflets ſont placés en dehors dont les buſes conduiſent le vent dans l'intérieur du cabinet, qui devient une eſpèce de magaſin d'air, lorſque tous les ſoufflets jouent; deux buſes ſont placées horiſontalement & poſées de manière que le vent qu'elles fourniſſent raſe le ſol, & paſſe pardeſſus l'orifice de la foſſe, ſur lequel elles entretiennent une nappe de vent frais. La troiſième buſe eſt placée dans la partie ſupérieure du cabinet, & ſouffle perpendiculairement de haut en bas. Avant de faire jouer les ſoufflets & d'ouvrir la foſſe, on a ſoin, préalablement, de boucher tous les orifices des siéges d'aisance qui répondent à ladite fosse, excepté celui qui est au plus haut étage & le plus voisin du toit.

On établit, sur celui-là, un grand entonnoir de fer-blanc, renversé, assez vaste pour couvrir l'orifice du siége ; on le lute avec du plâtre, & on pose dessus cet entonnoir, plusieurs tuyaux de tôle, ou de fer-blanc, que l'on prolonge jusqu'au dessus du toit.

On voit aisément, d'après cette disposition, que lorsque les soufflets sont en plein jeu, il doit s'établir un courant d'air qui part du cabinet & s'élève dans l'atmosphère, chargé des vapeurs infectées de la fosse.

Le ventilateur tel que nous venons de le décrire, ne suffiroit pas encore pour empêcher l'odeur de se répandre aux environs, si par des précautions & une manière particulière d'emplir les tinettes & de les sortir du cabinet, on n'interceptoit pas, pour ainsi dire, les émanations infectes.

La compagnie du ventilateur a porté ſes ſoins & l'adreſſe dans ſa manœuvre, s'il eſt poſſible de parler ainſi, juſqu'à la propreté; on en jugera par la deſcription ſuccinte que nous allons en faire.

Le cabinet dont nous venons de parler, eſt aſſez ſpacieux pour contenir deux tonneaux & un ouvrier pour les remplir; ces tonneaux ſont couverts d'un ſurtout de cuir qui les garantit des éclabouſſures, & ſurmonté d'un grand entonnoir, de manière qu'on les remplit ſans riſquer de les ſalir en dehors; quand ils ſont pleins, on les bouche avec un couvercle qui entre juſte & que l'on enfonce à coups de maillet; on lute encore ces couvercles avec du plâtre.

On ſe reſſouviendra que le cabinet a deux portes qui laiſſent entr'elles un eſpace qui forme une eſpèce d'antichambre. Quand on veut ſortir les tonneaux, on ouvre la première porte intérieure, & on les tranſporte dans l'antichambre; on referme la première porte, avant d'ouvrir l'autre : moyennant cette manœuvre, la vapeur ne ſe communique point au-dehors ; enfin ces tonneaux ne reviennent à l'attelier qu'après avoir été lavés à pluſieurs eaux & broſſés exactement, au point de n'avoir aucune odeur.

La compagnie du ventilateur a formé un établiſſement très-bien entendu pour le lavage des tonneaux. Un de nous s'eſt tranſporté ſur les lieux pour examiner cet établiſſement & prendre une idée de la manœuvre du lavage.

C'eſt ainſi, diſent les Auteurs du Mémoire, que la vuidange des foſſes eſt devenue par le moyen du ventilateur, une opération dont on s'apperçoit à peine dans le voiſinage.

Par quelle fatalité, ajoutent ces Meſſieurs, eſt-il permis encore, au mépris de l'intérêt public, de ſuivre une autre pratique, dont le moindre inconvénient eſt d'infecter l'atmoſphère des émanations putrides des foſſes? comme s'il n'étoit pas ſuffiſamment prouvé, que pernicieuſes à reſpirer pour l'homme en ſanté, elles peuvent coûter la vie aux malades : malheur à la femme en couche, aux fébricitans, à l'aſthmatique, aux poitrinaires qui y ſeront expoſés !

Nous pourrions ajouter, malheur encore à tous ceux qui ont le genre nerveux tant ſoit peu ſuſceptible. Un de nous connoît pluſieurs perſonnes qui, lorſqu'elles ſont expoſées à ces odeurs infectes, ſe trouvent mal ; & leur ſanté eſt dérangée plus ou moins de temps, ſuivant la proximité & l'intenſité de l'odeur.

Malgré les avantages inexprimables du ventilateur ſur l'ancienne pratique, on ne ſauroit diſſimuler, comme le remarquent très-bien les Auteurs du Mémoire, qu'il ne reſte beaucoup de choſes à deſirer.

1°. Le vent excité par l'action des ſoufflets, eſt-il aſſez conſidérable pour vaincre la peſanteur de la colonne d'air, dont le diamètre répond à celui des tuyaux qui ſe prolongent au-deſſus des maiſons ; & par conſéquent peut-il faire monter toutes les vapeurs de la fosse? Le courant d'air est même si foible, qu'il ne fait pas vaciller les lumières des ouvriers; ainsi il y a apparence que la masse ou vapeur méphitique & pernicieuse reste presqu'en entier dans la fosse, & que les ouvriers qui la respirent n'en courent guères moins de danger.

2°. Mais en supposant, ce qui est en question, que toutes les vapeurs des fosses soient chassées dans l'air, elles n'en existent pas moins dans l'atmosphère, d'où elles retombent ensuite, & nuisent de même aux hommes & aux animaux, par leur propriété malfaisante. Voici un fait qui prouve cette assertion.

Le ventilateur ayant été employé sur une fosse, située dans la rue Saint-Honoré; on en fit la vuidange, sans qu'on s'apperçût de l'odeur dans la maison de qui elle dépendoit; cependant, disent les Auteurs du Mémoire, cette même odeur infecta l'entrée du Carrousel, quoiqu'éloigné de cent toises de l'endroit où l'on opéroit.

MM. Parmentier, Cadet & Laborie, diſent cependant avoir obſervé la vapeur des foſſes au ſortir de l'appareil du ventilateur ; ils prétendent qu'elle forme au ſortir du tuyau une fumée aſſez forte pour être ſenſible à la vue, ainſi qu'à l'odorat. Cette vapeur eſt colorée, a des nuances variées de bleu, de verd, de noir, & quelquefois d'un blanc ſale, ce qui ſemble décider, d'une manière affirmative, la queſtion ſur la puiſſance de l'air des ſoufflets, ſur les vapeurs des foſſes.

Ils ont fait reſpirer cette vapeur à des oiſeaux qui ſont tombés morts, ou du moins dans une aſphyxie qui y reſſembloit; un chat, expoſé à cette vapeur, a eu le même ſort. Ce phénomène n'eſt pas nouveau pour les ouvriers du ventilateur; ils aſſurent l'avoir obſervé ſouvent ſur les oiſeaux, dont le haſard dirigeoit le vol trop près de cette vapeur, qui eſt ſi active, qu'elle agit ſur les tuyaux de métal par laquelle elle paſſe; elle le ronge & détruit en peu de tems; on nous en a fait voir qui ſont criblés de trous comme une écumoire.

MM. Cadet, Parmentier & Laborie, paſſent enſuite aux moyens de détruire la malignité de ces vapeurs.

Le feu eſt le moyen le plus efficace qu'ils emploient; pour cet effet ils placent un fourneau ſur l'orifice ſupérieur du tuyau principal de la foſſe d'aiſance, où les ouvriers du ventilateur plaçoient ci-devant l'entonnoir renverſé, dont nous avons parlé.

Ce fourneau eſt composé d'une tour de terre ſans fond, ſurmonté d'une chape, qui a une ouverture dans ſa partie intérieure, par laquelle on introduit le charbon; cette ouverture ſe ferme par une porte de tôle qui ſe meut ſur de petits gonds; la grille de fer néceſſaire pour ſoutenir les charbons, ſe trouve placée à quelques pouces au-deſſus de la baſe du fourneau. Dans la partie ſupérieure de la chape, on adapte un tuyau de tôle, dont l'orifice ſupérieur ſurmonte le toit de la maiſon.

Le tout étant ainſi diſpoſé, lorſque l'intérieur du fourneau commence à s'échauffer, ſi l'on approche un papier, ou tous autres corps enflammés à la porte du fourneau, la vapeur qui le traverſoit prend feu ſubitement, & produit une flamme qui ſe fait voir au dehors; mais lorſque le charbon eſt une fois embrâſé, cette flamme devient un brandon conſtant, qui s'élève à deux ou trois pieds au-deſſus de la chape, lorſqu'on la débarraſſe de ſes tuyaux: cette flamme diffère de celle qui eſt produite ordinairement par les charbons enflammés, par ſa couleur, par l'odeur qu'elle répand; on ne peut mieux la comparer à cet égard, diſent les Auteurs du Mémoire, qu'à la vapeur enflammée d'une diſſolution de fer dans l'acide vitriolique connue, en chymie, ſous le nom de chandelle philoſophique.

Ces Meſſieurs ajoutent, qu'ayant fait une fois cette expérience dans un emplacement déſavantageux, où les tuyaux n'avoient point d'iſſue en dehors, il ſe répandit une odeur des plus fortes d'acide sulphureux volatil, au point de faire croire qu'on brûloit du soufre dans le voisinage. Ayant ensuite fait respirer cette vapeur à des oiseaux & à des chats, ces animaux n'en ont point paru être incommodés. MM. Cadet, Parmentier & Laborie, ayant été eux-mêmes exposés long-temps à cette vapeur, assurent n'avoir éprouvés d'autre déplaisance, pour nous servir de leur expression, que celle que cause ordinairement l'acide sulphureux volatil, sur ceux qui le respirent.

On voit par cette expérience, qui a été répétée sous nos yeux, que cette vapeur aussi dangereuse que désagréable à respirer, puisqu'elle tue, comme nous l'avons rapporté, les animaux qui sont exposés à son action, se trouve dénaturée par le feu, & changée en une vapeur incapable d'altérer la salubrité de l'air, & de nuire aux hommes & aux animaux qui la respirent en plain air; les Auteurs du Mémoire vont plus loin, ils la croient capable de corriger les dispositions putrides de l'atmosphère, dont l'acide sulphureux est regardé comme le meilleur correctif.

Le second & le plus grand avantage, est que le fourneau supérieur détermine un courant d'air considérable, attire toutes les vapeurs méphitiques de la fosse, au point de faciliter le travail des vuidangeurs qui peuvent le continuer, pendant plusieurs heures de suite, sans éprouver le moindre accident.

MM. Cadet, Parmentier & Laborie, rapportent que cette opération ayant été faite sur une fosse réputée très-mauvaise par les ouvriers, le travail se continua, contre ce qu'on auroit osé espérer, depuis cinq heures du soir jusqu'au lendemain à midi. Pour avoir un objet de comparaison, & mieux juger de la part que l'action du feu pouvoit avoir aux heureux changemens qu'on remarquoit, ces Messieurs, laissèrent éteindre le fourneau ; mais ils furent bientôt presque dans le cas de se repentir de cette expérience, car quelques inſtans après que le feu fut éteint, un ouvrier fut attaqué par le plomb & ſortit de la foſſe; un ſecond ne s'en retira qu'à l'aide de ſes camarades, & un troiſième enfin y tomba ſans connoiſſance.

Les Auteurs du Mémoire rapportent un phénomène bien ſingulier obſervé par les ouvriers.

Ils prétendent ſentir, lorſque le feu eſt allumé, une chaleur très-forte & inconnue juſqu'alors dans le fond de la foſſe, quoique ce fourneau ſoit placé à plus de cinquante pieds au-deſſus du ſol. Ces Meſſieurs, préſument d'après des expériences dont ils ne nous ont pas fait part, que cette chaleur eſt occaſionnée par le mêlange ſubit de l'air extérieur & de la vapeur des foſſes; mêlange d'autant plus prompt que le feu ſupérieur détermine un courant d'air très-fort.

Outre le fourneau ſupérieur, dont nous venons de parler, les Auteurs du Mémoire en ont encore établi un ſecond, qu'ils placent dans l'intérieur de la fosse même ; on établit une communication par des tuyaux de tôle entre ce fourneau, & le conduit en poterie, sur l'orifice duquel est établi le fourneau supérieur.

Pour reconnoître l'effet de ce second fourneau, on l'a fait allumer tout seul ; & il a déterminé, à l'aide des soufflets, un courant de vapeurs qui formoient, à l'extrémité des tuyaux, une fumée épaisse de la grosseur du bras.

Les vuidangeurs ont imaginé une méthode, qui ressemble en petit à celle que MM. Cadet, Parmentier & Laborie, ont exécuté en grand ; ils suspendent, par une ficelle, une chandelle allumée dans le tuyau d'aisance au rez-de-chaussée ; & ils descendent dans la fosse une poële de charbon allumée. L'une & l'autre s'éteignent souvent quand les vapeurs méphitiques sont très-abondantes ; mais lorsqu'elles restent allumées, les ouvriers en tirent un bon augure, & ils assurent par-là que le plomb ſe précipite. (1)

Après les moyens dont nous venons de rendre compte, qui nous ont paru très-efficaces pour détruire la malignité des vapeurs des foſſes d'aiſance; MM. Cadet, Parmentier & Laborie, en propoſent encore un autre, qui conſiſte à projetter de la chaux en poudre, & de la mêler avec les matières fécales. Cette méthode eſt très connue, & ſe pratique dans pluſieurs endroits du royaume & d'Allemagne; nous avons répété cette expérience dans des tonneaux remplis de vannes, & nous ſommes obligés de convenir que l'odeur affreuſe, ſans être détruite abſolument, a été très-diminuée, & rendue preſque ſupportable. Ce changement s'opère aſſez ſubitement, & ne ſe renouvelle, que lorſque les vapeurs ont ſaturé la chaux, &

(1) On conçoit aiſément que l'extinction plus ou moins prompte de la chandelle allumée, doit leur indiquer la qualité de l'air de la foſſe, & que la poële de charbons allumé, eſt à l'inſtar de ce qui ſe pratique avec avantage dans les mines de charbon.

redeviennent ſurabondantes, alors ſi on renouvelle les projections de chaux, le même phénomène a lieu, & l'odeur change de nature ; ce qui fait croire à MM. Cadet, Parmentier & Laborie, que pour mettre les ouvriers à couvert de tous les accidens qui les menacent dans les foſſes, il ne faudroit peut-être que pénétrer & amalgamer, s'il nous eſt permis de parler ainſi, les matières des foſſes avec une quantité de chaux ſuffiſante. Il propoſent donc ce moyen pour ſuppléer au cabinet du ventilateur, & aux fourneaux allumés, lorſque l'emplacement ne permettra pas d'en faire uſage, & lorſque l'engorgement des poteries rendra l'exhalation des vapeurs impoſſible.

Enfin, après avoir propoſé les moyens dont nous venons de parler, ces Meſſieurs citent l'application qu'ils en ont fait & les heureux effets qu'il en eſt réſulté.

Une foſſe ſituée dans la rue Galande, au coin de celle des Anglois, étoit célèbre dans le voiſinage & parmi les vuidangeurs, par le nombre d'hommes à qui elle avoit coûté la vie ; juſqu'alors, diſent MM. Cadet, Parmentier & Laborie, on avoit toujours commencé la vuidange ſans pouvoir l'achever. Un maître vuidangeur venoit tout récemment d'y renoncer après une nuit de travail, pendant laquelle pluſieurs ouvriers avoient été pris du plomb, & avoient péri miſérablement. Le ventilateur entreprit la vuidange de cette foſſe mortelle : le cabinet fut dreſſé & la clef enlevée, on apperçut une quantité énorme de débris anatomiques qui rendoit cette foſſe ſi dangereuſe.

MM. Cadet, Parmentier & Laborie, deſirant voir la différence du travail, ils le firent commencer d'abord ſans appliquer leurs moyens ſecourables ; le premier ouvrier qui ſe mit à puiſer la vanne, fut après quelques minutes attaqué tres-vivement de la mitte & du plomb ; ils firent alors uſage de la chaux vive, à la quantité de deux boiſſeaux, qui fit ceſſer l'infection horrible qui ſe répandoit ; en même

même temps ils firent allumer le feu du fourneau, placé non ſur le ſiège d'aiſance le plus élevé, comme ces Meſſieurs l'auroient deſiré, mais ſur celui du rez-de-chauſſée, auquel la ſituation du lieu les réduiſoit; par ces deux moyens réunis, le travail ſe continua ſans accident, depuis cinq heures du ſoir juſqu'à ſept heures du matin.

La vanne épuiſée, il falloit que les ouvriers s'établiſſent dans l'intérieur de la foſſe; le premier qui y deſcendit, fut, au bout de ſix minutes, attaqué de la mitte & du plomb, & le ſecond eut le même ſort une minute plus tard.

Pour varier les ſecours & tâcher d'en trouver de plus efficaces, MM. Cadet, Parmentier & Laborie, employèrent en cette occaſion des tuyaux de cuirs, par leſquels ils faiſoient parvenir de l'air frais & de l'eau aux gens qui travailloient au fond de la foſſe.

Un troiſième ouvrier ayant remplacé les deux qui s'étoient trouvé mal, au bout de quatre minutes il demanda de l'air; on lui en fit paſſer, en faiſant jouer un ſoufflet, auquel étoit adapté un des tuyaux de cuir, dont nous venons de parler, & qui lui répondoit ſous le nez; deux minutes après, ne ſe trouvant pas mieux, il demanda de l'eau; on lâcha un robinet, & le tuyau de cuir ſe remplit. Une pomme d'arroſoir terminoit ce tuyau, & répandoit l'eau en forme de pluie.

L'effet de ces deux ſecours combinés, ſe réduiſit au petit avantage de reſter dans la foſſe quatorze minutes au lieu de ſept, au bout deſquels il fut obligé de remonter; on fit auſſi reſpirer de l'alkali à travers un mouchoir qui en étoit imbibé, à un ouvrier qui travailloit au fond de la foſſe; mais cette expérience ne lui procura qu'une incommodité de plus, & le fit remonter plutôt que les autres.

On a vu ci-devant, que MM. Cadet, Parmentier & Laborie, avoient imaginé, pour accélérer le courant d'air, de placer un ſecond fourneau, dans le fond de la foſſe, qui, par des conduits de tôle, communiquoit avec le tuyau d'aiſance, ſur lequel étoit poſé le fourneau ſupérieur.

Quand la vanne fut enlevée, & que l'eſpace fut aſſez grand, ils établirent ce ſecond fourneau dans l'intérieur de la foſſe, le plus près de la heurte qu'il leur fut poſſible (les deſſins qu'ils ont joints à leur Mémoire, repréſentent très-bien cette diſpoſition). Il fut moins de cinq minutes à s'allumer, & commença à tirer avec une vivacité étonnante; effet qu'il eſt aiſé aux Phyſiciens de comprendre, car l'intérieur de la foſſe étant rempli de vapeurs très-denſes, qui réſiſtent à l'effort de la peſanteur de l'air extérieur, ſe raréfient par la grande chaleur, & ſe portent du côté où elles trouvent moins de réſiſtance; le fourneau ſupérieur a déja raréfié la colonne d'air, qui répond à l'orifice du tuyau d'aiſance; ainſi les vapeurs du bas, preſſées par le poids de l'atmoſphère, doivent néceſſairement enfiler l'orifice inférieure du tuyau, qui donne dans la foſſe, & monter avec une vivacité d'autant plus grande, que le feu du fourneau eſt violent ; c'eſt effectivement ce qui arriva, en un quart-d'heure, la foſſe n'étoit plus reconnoiſſable, diſent les Auteurs du Mémoire ; auparavant l'établiſſement de ce fourneau, les ouvriers pouvoient à peine reſter dedans le temps néceſſaire pour remplir un demi-tonneau ; mais dès le moment que le fourneau fut allumé, ces mêmes ouvriers en remplirent juſqu'à quatre de ſuite, ſans être incommodés ; ils étoient même en état d'aller plus loin, ſi l'Entrepreneur, attendu leur fatigue précédente, ne leur avoit défendu de continuer plus long-temps. Le travail ayant été ſuſpendu pour chommer le dimanche, on eut la précaution de charger le fourneau de charbon, afin de continuer l'évacuation des vapeurs malfaiſantes, & diſpoſer la heurte à être attaquée ſans dangers.

Cette partie du travail eſt toujours redoutable aux vuidangeurs, dans toutes les foſſes en général ; mais elle devenoit des plus périlleuſes dans celle-ci, par les débris de cadavres dont elle étoit mêlangée : mais le feu des fourneaux ayant évacué toutes les vapeurs dangereuſes, la heurte fut attaquée & enlevée ſans accident.

Les ouvriers ſortirent ſains & ſaufs de cette foſſe meurtrière, qui étoit devenue, par les moyens que nous venons de décrire, d'après MM. Cadet, Parmentier & Laborie, auſſi innocente qu'une foſſe ordinaire.

Telle eſt la ſubſtance du Mémoire que nous avons lu avec une grande attention, & qui nous a fait aſſiſter à des opérations, dont le bien public & le deſir de répondre à la confiance de l'Académie, pouvoient ſeuls faire ſurmonter les dégoûts.

Il nous reſte actuellement à rendre compte de nos propres expériences, & des conſéquences que nous en avons tirées, relativement au but que l'on ſe propoſe.

PREMIERE EXPÉRIENCE.

Le 10 du mois de Mars, nous nous transportâmes dans la rue de Joui, où les Entrepreneurs du ventilateur avoient établi leur cabinet. La fosse étoit située dans un lieu souterrain, auprès d'une basse-cour. L'établissement des soufflets fut très-difficile, & ne promettoit pas un grand effet; nous nous contentâmes de prendre une idée générale du travail, & nous renvoyâmes à une occasion plus favorable les expériences plus exactes, que nous nous proposions de faire; nous descendîmes cependant dans la cave où étoit la fosse. 1°. Nous y remarquâmes une odeur très-forte, de foie de soufre décomposé. 2°. On plongea une perche dans la fosse, que l'on retira doucement, afin d'en dégager l'air inflammable; on approcha du papier allumé, mais l'on n'apperçut aucun effet particulier.

On jetta de la chaux en morceaux, n'en ayant pu avoir en poudre, qui ne fit aucun effet ſenſible ; l'odeur de foie de ſoufre continuoit toujours.

Nous remontâmes & nous examinâmes les tonneaux qui ſervent aux tranſports des matières, qui nous ſurprirent par leur propreté ; l'un de nous ayant mis la tête dedans, ne s'apperçut d'aucune mauvaiſe odeur.

Nous bornâmes là nos premières obſervations.

Quelques jours après, une autre foſse, ſituée rue & hôtel Saint-Avoie, nous mit à même d'en faire de nouvelles.

II. EXPÉRIENCE.

On deſcendit à l'ouverture de la foſſe un flacon rempli d'eau, diſpoſé de manière qu'on pouvoit le retourner & le vuider à volonté; on le vuida effectivement à quatre pouces ou environ de la ſurface de la matière, on le retira promptement, & on le boucha avec exactitude; cet air, par l'examen qu'on en fit, n'avoit aucun caractère particulier, & étoit à-peu-près de même nature que l'air commun. Il eſt à obſerver que la foſſe n'étoit qu'à moitié pleine, qu'on avoit eu de la peine à enlever la pierre à cauſe de ſa peſanteur, & que pendant cet intervalle elle avoit pris néceſſairement air.

III. EXPÉRIENCE.

On deſcendit des chandelles, & l'on jetta du papier allumé dans la foſſe qui y brûlèrent comme dans l'air atmoſphérique.

IV. EXPÉRIENCE.

On remplit un gobelet d'eau de chaux que l'on ſuſpendit pendant un quart d'heure près de la ſurface de la matière, ſans qu'il y eût de précipitation; on appercevoit à peine une légère pellicule ſur laquelle ſe peignoient les couleurs de l'iris.

V. EXPÉRIENCE.

On ramaſſa des efflореſcences qui s'étoient formées à la clef de la voûte; ces efflorеſcences n'étoient point ſulphureuſes, elles paroiſſoient plutôt être terreuſes, on les mit ſur une pelle rouge, & elles répandirent une odeur animale.

VI. EXPÉRIENCE.

Nous avons pris une tinette à moitié pleine de gadoue; on projetta deſſus de la chaux vive en poudre, qui ayant couvert la ſurface de la matière, l'odeur a été détruite complettement; mais ayant remué le tout avec un bâton, l'odeur ſe fit ſentir comme auparavant, du moins on n'y remarqua peu de différence; de ſorte que la chaux nous parut d'abord, dans cette première tentative, n'agir qu'en couvrant exactement la matière; mais l'on verra par la ſuite ce qu'il en eſt. Il eſt à remarquer que dans cette expérience la matière étoit trop épaiſſe pour que le mêlange fut aſſez intime pour pouvoir ſe combiner exactement & dénaturer l'odeur.

VII. EXPÉRIENCE.

Pour nous aſsurer, ſi effectiveme t la chaux n'agiſſoit que comme to.te autre ſubſtance pulvériſée qu'on répandoit ſur la ſurface de la matière, nous avons répété la même expérience avec du plâtre également en poudre, & l'odeur fut diminuée, ſans cependant l'être auſſi parfaitement que dans l'expérience précédente; ce qui nous a fait croire que la chaux agiſſoit autrement que nous l'avions penſé.

VIII. EXPÉRIENCE.

Pour completter les expériences ſur l'action de la chaux, ſur le principe odorant des foſſes d'aiſance, nous fîmes ſecouer un ſac qui contenoit de la chaux en poudre, dans le cabinet où l'on travailloit, dans l'intention d'obſerver ſi la pouſſière calcaire, qui ſe répandroit dans l'atmoſphère du cabinet, agiroit ſur les particules odorantes qu'elle y rencontreroit.

Auſſi-tôt que le ſac fut ſecoué, & que la pouſſière fut répandue dans l'air, au point de picoter vivement les yeux & le nez, l'odeur ne fut plus ſenſible, & elle ne recommença à se faire sentir que lorsque la poudre fut dissipée.

Voilà des faits, il nous reste à savoir si l'absence de l'odeur venoit de l'action de la chaux sur les organes de la respiration, ou de sa combinaison avec l'odeur; c'est ce que nous aurons occasion d'examiner dans l'expérience suivante.

IX. EXPÉRIENCE.

Le 7 Avril 1778, ayant été avertis de la vuidange d'une fosse située au Temple, dans un local très-favorable, nous avons répété plusieurs expériences, & entr'autres celle de la chaux; pour cet effet, nous avons fait remplir à moitié une tinette de vanne, & nous avons jetté de la chaux en poudre, environ demi-boisseau; il ne s'est fait aucune effervescence, mais il s'est dégagé un peu d'alkali volatil, & l'odeur s'est trouvée considérablement diminuée. Ne voulant pas nous en rapporter à nos propres sensations, nous consultâmes des gens du peuple qui s'étoient rassemblés pour voir nos opérations, & ils nous assurèrent que l'odeur n'étoit plus aussi désagréable; nous remuâmes la matière & l'odeur reparut; on projetta de nouvelle chaux & l'odeur se dissipa: l'on remua encore la matière qui répandit une nouvelle odeur, mais moins forte que dans la première opération; enfin pour voir s'il étoit possible de saturer & de neutraliser le principe odorant, on recommença à plusieurs reprises les projections de chaux, & l'on trouva qu'à la fin la matière n'exhaloit plus qu'une foible odeur d'une autre nature & qui étoit très-supportable. Il paroît donc démontré que la chaux est un moyen de changer l'odeur des latrines; il ne s'agit plus que de connoître la loi qui détermine ce phénomène; pour terminer ce rapport nous hasarderons, d'après les faits, une théorie qui nous a paru au moins vraisemblable.

X. EXPÉRIENCE.

Après avoir examiné l'action de la chaux ſur les gadoues, nous deſirions ſavoir celle des acides ſur ces mêmes matières; pour cet effet, nous fîmes mettre de la vanne dans une tinette dont les deux tiers reſtoient vuides, nous versâmes dans cette tinette de l'eſprit de vitriol, fait avec quarante parties d'eau ſur trois d'huile de vitriol. Il ſe fit ſur le champ une violente effervescence; il ſe forma une mouſſe ſemblable à celle qui s'élève de deſſus la bière en fermentation, dont le gonflement fut tel que la matière mouſſeuſe déborda la tinette, & en même tems il ſe dégagea une petite vapeur en forme de fumée. Nous avons d'abord trouvé une diminution dans l'odeur qui étoit changée de nature, au dire même du peuple aſſemblé que nous conſultâmes; nous fîmes remuer la matière, & l'odeur recommença à ſe faire ſentir aſſez fortement. On a reverſé de l'acide vitriolique ſur nouveaux frais ; mais l'odeur s'eſt ſoutenue, laquelle pour avoir changé de nature n'en étoit pas moins déſagréable.

Il nous reſtoit à examiner l'action des autres acides ſur la nature des gadoues, mais le peu de ſuccès des premières tentatives avec l'acide vitriolique nous empêcha d'en faire d'autres.

XI. EXPÉRIENCE.

Nous examinâmes dans cette expérience les effets du feu ſur les vapeurs qui s'élèvent des foſses d'aiſance.

Pour cet effet, l'on poſa le fourneau dont nous venons de parler ci-devant, ſur l'orifice du ſiège d'aiſance ſupérieur, & la vapeur, en paſsant à travers les charbons enflammés, perdit entièrement ſon odeur, & en acquit une ſenſiblement ſulphureuſe. Enfin cette expérience fut abſolument conforme à celle de MM. Cadet, Parmentier & Laborie, dont nous avons parlé.

Nous avons dit au commencement de

ce rapport que nous rendrions compte de l'accident d'un vuidangeur attaqué fortement du plomb, & tombé en aſphixie, qui a été rappellé à la vie par le moyen du vinaigre diſtilé.

Le 7 Avril, les ouvriers ayant commencé leurs travaux en notre préſence & celle de M. Cadet le jeune, dans une foſse ſituée au Temple devant la porte du café de la dame Boucher, & après avoir rempli ſix tinettes, un des ouvriers, nommé Cholet, âgé de 27 ans, fort & bien conſtitué, fut fortement plombé; il tomba ſans connoiſsance; on le tranſporta dehors le cabinet, on l'étendit par terre, un de nous lui adminiſtra, conjointement avec M. Cadet, du vinaigre diſtillé qu'il avoit dans un flacon, on lui ouvrit la bouche par force & on y introduiſit le col du flacon; cette première opération faite, le malade ouvrit les yeux, on recommença, & dans l'inſtant il ſe releva ſur ſon ſéant; on lui frotta les tempes & le nez avec ce même vinaigre, & il ſe releva tout-à-fait, diſant qu'il étoit prêt de recommencer ſon travail; l'aſphixie ne dura que deux minutes.

Il réſulte de toutes les expériences que nous venons de citer, que les moyens de détruire les vapeurs infectes des foſſes d'aiſance, & de les rendre moins nuiſibles, ſe réduiſent à deux.

L'application du feu, & la projection de la chaux. Comment ces moyens agiſſent-ils? C'eſt ce que nous allons examiner.

Le premier, quoique le plus efficace, eſt à la portée des perſonnes mêmes les moins inſtruites. Il eſt tout ſimple que le feu qui détruit tout, conſume une vapeur qui paſſe à travers les charbons ardens & lui ôte ſon odeur; mais il n'eſt pas auſſi aiſé de démontrer la manière dont la chaux agit ſur le principe odorant des latrines; & pour entendre la théorie que nous allons haſarder, d'après nos obſervations & nos expériences, il faut connoître au moins les principes généraux de la chymie ; nous allons en rappeller quelques-uns pour ceux à qui ils ne ſont pas familiers.

On ſait que le premier degré d'affinité eſt entre les acides en général & le principe inflammable.

L'union de ces deux ſubſtances forme toujours du ſoufre.

Le ſoufre a beaucoup d'affinité avec les alkalis.

Et de ſon union avec eux il réſulte ce qu'on nomme *hepar-ſulfuris* ou foie de ſoufre.

Le foie de ſoufre une fois formé, ſe décompoſe avec la plus grande facilité par l'action de l'acide même le plus foible; il répand une odeur déſagréable approchant de celle des œufs pourris.

Il noircit tous les métaux, il revivifie les chaux métalliques qu'on expoſe à ſon action, le foie de ſoufre décompoſe & minéraliſe les métaux parfaits. Il détruit les matières animales encore plus facilement,

Il eſt par conſéquent très-dangereux à reſpirer, & l'un de nous a failli perdre la vie, il y a quelques années, pour avoir été expoſé à ſa vapeur dans un lieu fermé.

Actuellement, faiſons l'application de ces vérités connues de tout le monde, aux phénomènes dont il s'agit.

La matière des foſses d'aiſance eſt le réſultat des végétaux & animaux qui ont ſervi d'aliment; elle doit donc contenir & contient en effet du phlogiſtique & de l'acide (1).

Le principe inflammable ou phlogiſtique par ſa légèreté, cherche toujours à s'échapper & s'exhale ſans ceſſe. Il trouve dans la matière contenue dans les foſſes, non-ſeulement l'acide de l'air atmoſphérique, mais encore l'air fixe dégage des corps en diſſolution, & l'acide de ces

(1) La matière inflammable eſt ſi abondante dans les foſſes, que ſi on facilite ſa volatilité en enfonçant un bâton dans la matière, & qu'on approche un papier allumé, elle s'enflamme, ſuivant les expériences de M. Cadet, vérifiés par nous.

mêmes corps d'où il réſulte du ſoufre ſous différens états, ſuivant la volatilité ou la fixité des ingrédiens qui le compoſent.

Ce ſoufre ſe combine avec les alkalis volatils & autres des matières fécales (1), d'où il réſulte un vrai foie de ſoufre.

Ce foie de ſoufre une fois formé, ſe décompoſe de trois manières ; par l'action de l'air atmoſphérique, par celle de l'air fixe provenant des matières végétales & animales en fermentation, & par l'acide contenu dans ces mêmes matières végétales, d'où il réſulte trois phénomènes, dont l'un a été obſervé de tout le monde, & les deux autres particulièrement par les vuidangeurs. Le premier, eſt l'odeur inſupportable que les tuyaux des commodités répandent dans certains temps, c'eſt-

(1) La préſence des alkalis dans les matières des foſſes eſt démontrée par l'effervefcence étonnante que cette matière fait avec l'eſprit de vitriol, que nous avons rapporté dans l'expérience X.

à-dire, lorſque les matières fermentent, & que l'acide ſe dégage plus ou moins abondamment.

Le deuxieme, eſt que les foſſes ſituées dans les baſſes-cours, ſont les plus dangereuſes à cauſe du foin, & autres matières végétales que les cochers y jettent.

Le troiſième, eſt l'odeur du foie de ſoufre décompoſé qui ſe fait ſentir à l'ouverture des foſses dont nous Commiſsaires nous nous ſommes convaincu, & qui eſt ſi forte, qu'elle a phlogiſtiqué non-ſeulement les feuilles de papier enduites de chaux, de plomb qu'on y a expoſées, mais encore les boucles de nos ſouliers.

L'exiſtence du foie de ſoufre dans les foſses, ſe trouve encore confirmé par un fait rapporté dans les Mémoires de l'Académie. Il eſt dit que deux aſſiettes de vermeil que l'on retira d'une foſse d'aiſance à Compiegne, étoient redevenues dans l'état de mine d'argent, par la combinaiſon de ce métal avec du véritable ſoufre. Or l'on ſait que le ſoufre n'a d'action ſur l'argent que par l'uſtion ; mais il ne touche point à l'or. Il n'en eſt pas de même lorſqu'il eſt uni à un alkali, & qu'il eſt devenu foie de ſoufre. Il attaque & diſsout également ces deux métaux ; ainſi le phénomène des deux aſſiettes de vermeil, rapporté dans les Mémoires, s'explique tout ſimplement par notre théorie.

Enfin, pour peu qu'on faſse attention à l'action du foie de ſoufre réduit en vapeur ſur les matières animales qu'il corrode & brûle pour ainſi dire, les funeſtes phénomènes du plomb & de la mitte dont les vuidangeurs ſont les victimes, s'expliquent naturellement, & ne ſont vraiſemblablement que les ſuites néceſsaires de l'action du foie de ſoufre ſur les organes de la reſpiration ; le reſſerrement du goſier, les cris involontaires, le jeu convulſif de la glotte qui fait moduler des ſons, la toux convulſive &c, ſemblent prouver cette aſser-tion.

Mais le foie de ſoufre, en ſuppoſant qu'il ſoit le principe & la cauſe des effets que nous venons de citer, n'agit que lorſqu'il ſe décompoſe, car l'on ſait qu'il n'a preſqu'aucune odeur dans ſon état de combinaiſon intime; il faut l'action d'un acide quelconque, comme nous l'avons dit, & comme tout le monde ſçait, pour opérer cette décompoſition; nous nous ſommes convaincu, par des expériences que nous allons rapporter, que l'air fixe ſuffit pour opérer ce phénomène, ainſi la chaux & tous les corps qui abſorberont l'acide qui agit dans les foſses d'aiſance ſur le foie de ſoufre, s'oppoſeront à ſa décompoſition, & ſeront un moyen d'empêcher ou de diminuer l'odeur & ſes mauvais effets.

L'expérience en petit & en grand que nous avons faite, juſtifie parfaitement cette théorie.

Nous avons mis du foie de ſoufre, diſſous dans de l'eau diſtillée dans deux vaſes de verre, nous avons verſé deſſus quelques gouttes d'acide, auſſi-tôt l'odeur déſagréable s'eſt fait ſentir très-fortement; nous avons ajouté de l'alkali fixe en liqueur, & l'odeur a ceſſé ſur le champ. La chaux a produit le même effet, ainſi que la craie; mais cette derniere ſubſtance agit bien plus lentement, attendu qu'elle eſt preſque ſaturée, ou du moins imprégnée de l'acide particulier, qu'on nomme air fixe.

Enfin, pour voir l'action de l'acide crayeux, ſur le foie de ſoufre, nous avons conduit, par le moyen d'un tube de verre, à la manière accoutumée de l'air fixe, dans le foie de ſoufre, étendu dans de l'eau. Au bout de quelques minutes, la décompoſition a eu lieu; l'odeur s'eſt fait ſentir; la liqueur eſt devenue laiteuſe; il y a eu un précipité de ſoufre conſidérable.

Nous avons projetté de la chaux, & l'odeur s'eſt anéantie; l'alkali fixe a produit le même effet, ainsi que toutes les terres ou pierres calcaires, réduites en poudre fine, quoiqu'elles n'aient point été cuites, à la différence près qu'il en faut davantage, & que l'effet est plus lent : voilà les expériences en petit, qui ont servi à expliquer le résultat de celles que nous avions faites en grand, & qui se sont trouvées conformes.

Dans nos Opérations du 7 Avril, dont nous avons déja parlé, on se rappellera que nous projettâmes de la chaux en poudre, non-seulement dans les tinettes à moitié pleines de vannes, mais encore dans la fosse même, ce qui diminua l'odeur dans les unes, & facilita le travail des vuidangeurs dans l'autre ; les ouvriers travaillèrent plus long-temps qu'à l'ordinaire, sans être incommodés; ils nous assurèrent que le plomb étoit considérablement diminué, mais que la mitte continuoit. On sait que ce qu'ils appellent mitte, est un picotement douloureux qu'ils éprouvent dans les yeux, qui deviennent rouges & enflammés ; cet accident n'eſt vraiſemblablement occaſionné que par l'alkali volatil ; ainſi, loin que la chaux puiſse garantir de la mitte, elle doit au contraire l'augmenter, parce qu'elle décompoſe les ſels urineux ammoniacaux, conten usnéceſsairement dans les matières fécales; ainſi tous les faits s'accordent parfaitement avec notre théorie.

Il faut donc conclure, d'après les faits & les expériences variées, dont nous venons de rendre compte, que MM. Cadet, Parmentier & Laborie, ont employé deux des moyens les plus efficaces, que la chymie & la phyſique réunies peuvent produire. Peut-être en reſte-t-il encore d'autres, mais en attendant qu'on les trouve, nous croyons que le feu, le ventilateur & la chaux employé en grande quantité, peuvent rendre le plus grand ſervice à l'humanité, & ſur-tout aux habitans des grandes villes, en les délivrant de l'affreux ſupplice auquel on eſt expoſé lorſqu'on vuide les foſses à l'ancienne manière. Non-ſeulement l'air en eſt vicié, les maiſons infectées, les habitans incommodés, les malades en danger, les dorures gâtées; mais encore l'on ſait que les vuidangeurs de l'ancienne méthode, pour épargner la longueur & les frais du tranſport, répandent les matières fécales dans les rues, la jettent dans les égouts & dans les ruiſſeaux, d'où elle ſe rend enſuite dans l'eau de la Seine, dont les habitans de Paris boivent.

De tous les temps, l'inſalubrité des foſſes d'aiſance a été reconnue; les anciens apportoient le plus grand ſoin pour que les matières fécales ne s'accumulaſsent point, & ne répandiſsent pas leur émanation infecte dans l'atmoſphère; c'eſt ce qui fait qu'à Rome, les foſses d'aiſance ſont diſpoſées de manière, qu'elles répondent à des canaux ſouterrains, qui les lavent & entraînent ſans ceſse les matières dans le Tibre, dont l'eau n'eſt point, comme celle de la Seine, deſtinée à la boiſſon des citoyens.

Il y avoit dans cette capitale du monde, dix-neuf grands aqueducs, qui ſont aujourd'hui réduits à cinq, & qui, cependant, fourniſsent aſsez d'eau pour le beſoin public & l'embelliſsement des jardins.

Mais les Pariſiens, moins heureux ſur cet article, étant obligés de boire l'eau de la Seine, on ne ſauroit apporter trop de ſoin pour en conſerver la pureté. Et réduits à avoir des foſses d'aiſance, c'eſt-à-dire des magaſins de corruptions dans leur habitation, combien n'eſt-il pas eſsentiel de proſcrire pour la vuidange de ces mêmes foſses, les méthodes ſales, dégoûtantes & dangereuſes dont on s'eſt ſervi juſqu'à préſent, & de favoriſer toutes celles qui peuvent diminuer les horreurs de cette opération! Le feu & l'appareil du cabinet ventilateur, ſont ſans doute les moyens les plus efficaces, comme nous l'avons dit; mais nous ajouterons ici qu'il eſt bien néceſsaire d'apporter la plus grande attention, pour que les Entrepreneurs ne ſe relâchent point ſur la propreté & leur manière actuelle d'opérer.

A l'égard de la chaux, nous croyons qu'elle ne peut ſuppléer que bien imparfaitement aux deux premiers moyens ; 1°. parce qu'il en faut une trop grande quantité pour ſaturer & neutraliſer le principe odorant ; ce qui deviendroit coûteux. 2°. Parce qu'enfin, pendant la ſaturation, les émanations infecteroient toujours le voiſinage.

Nous croyons que l'Académie ne peut trop louer le travail de MM. Cadet, Parmentier & Laborie, & encourager les opérations du ventilateur, qu'elle a déja approuvée, puiſque cette nouvelle méthode obvie à de ſi grands inconvéniens, dont on ne connoît peut-être pas toute l'influence ſur la ſanté des hommes.

Au Louvre, le 8 Juillet 1778, *ſignés* MILLY, LAVOISIER, FOUGEROUX DE BONDAROY.

Je certifie le préſent Extrait conforme à l'original & au jugement de l'Académie, ce 15 Juillet 1778. Signé *le Marquis* DE CONDORCET, *Secrétaire perpétuel.*

FIN.

www.ingramcontent.com/pod-product-compliance
Ingram Content Group UK Ltd.
Pitfield, Milton Keynes, MK11 3LW, UK
UKHW021106260726
13994UKWH00002B/748